Comment atteindre 100 ans...
sans le regretter

DR SOLY BENSABAT

Comment atteindre 100 ans... sans le regretter

Un programme anti-âge

J'AI LU

Bienêtre

À Évelyne et Olivia

Sommaire

III. Le programme anti-âge : les objectifs à atteindre

Annexes

Vieillir, mais encore ?

L'âge n'est plus et ne devrait plus être un obstacle ni un handicap. C'est une révolution culturelle. Et vivre longtemps n'est pas une utopie, à condition que l'on soit indemne de toute pathologie chronique ou silencieuse. Et à condition que l'on s'y prenne à temps, avant que les « dégâts » ne soient déjà faits et que notre « capital jeunesse » ne soit trop entamé. On y arrive à petits pas et avec discrétion. Parce qu'on a encore des difficultés, d'un point de vue culturel, à revendiquer le droit à la jeunesse. Pourtant, les frontières de la « vieillesse » et du 3e âge ont nettement reculé.

Mais à quel prix ? En 2001, plus du quart des médicaments prescrits étaient encore destinés aux plus de soixante-cinq ans – sept millions aujourd'hui, plus de quinze millions en 2050. Ceux-ci consomment quotidiennement et en moyenne cinq à six médicaments. Cette consommation excessive traduit manifestement un état de santé précaire Elle est le reflet d'un mauvais vieillissement responsable de souffrance, de troubles dégénératifs et de maladies qui pourraient être, en grande partie, évités ou retardés grâce à une politique de prévention du vieillissement pathologique. Cette prévention ne devrait pas être un « luxe » mais plutôt une condition indispensable pour rester en bonne santé.

La plupart des maladies liées à l'âge sont précédées d'un processus général de corrosion et de dégradation appelé « stress oxydatif ». Celui-ci est responsable de la détérioration de l'organisme et du dysfonctionnement pathologique. Et c'est cela qu'il faut prévenir pour vivre plus longtemps et mieux et ne pas être marginalisé dans nos sociétés où chacun se doit de rester au « top », toujours jeune, performant et dynamique.

C'est le défi à relever !

UN GAIN DE TRENTE ANS EN UN SIÈCLE

La durée de vie a presque doublé d'un siècle à l'autre. Au début du XXe siècle, l'espérance de vie n'était que de quarante-cinq à cinquante ans et en 1950 de soixante-cinq à soixante-dix ans. Aujourd'hui, elle est de plus de quatre-vingt-deux ans pour les femmes, et de plus de soixante-quinze ans pour les hommes. Et elle augmente d'un an tous les quatre ans. On compte plus de six mille centenaires en France. Ils étaient deux cents en 1950. Ils seront cent cinquante mille en 2050 (sources : INSEE). Les femmes vivent en moyenne huit ans de plus que les hommes. Elles étaient longtemps protégées contre le risque cardio-vasculaire par leurs hormones, mais moins aujourd'hui parce qu'elles fument et travaillent comme les hommes. Après la ménopause, ce risque devient identique.

L'allongement de la durée de vie a totalement modifié les comportements et le mode de vie des personnes des 3e et 4e âges. Entre cinquante et soixante-dix ans, on « vit encore jeune » : 80 % des personnes âgées conduisent aujourd'hui leur voiture et une majorité d'entre elles fait encore du sport, se remarie, voyage et ne se prive pas des plaisirs de la vie. On se comporte et on réagit comme un jeune et on se refait un « look » de jeune. C'est la révolution du 3e âge !

Les frontières biologiques ont reculé. L'après-retraite n'est plus un repli sur soi ou une fin, mais le début d'une nouvelle vie active, un bonus enfin consacré à soi et à ses proches.

UN JEUNE PATIENT...

C'est le cas de notre jeune patient de soixante-dix ans qui refuse de vieillir et qui est aujourd'hui métamorphosé. Il a décidé de réagir et de se prendre en charge, de changer sa façon de vivre, de s'alimenter et de prendre scrupuleusement toutes ses vitamines ; il est devenu un autre homme ! Il a perdu du poids, pratique régulièrement de la gym d'entretien et une activité sportive. Il a même troqué son « costume cravate » de sérieux P-DG contre une tenue plus jeune, plus décontractée et plus sportive ; il est méconnaissable ! Son discours a également changé, devenu moins élaboré et moins « coincé ».

Il ne reste plus « enfermé » chez lui, « cloué » devant son téléviseur, attendant que le temps passe. Il est devenu plus actif et acteur de son temps. Il fait même des projets et retrouve goût à la vie, le goût de la découverte et même celui de quelques rencontres galantes qui réconfortent son ego masculin. Une nouvelle jeunesse commence et un nouveau défi ! Pourquoi pas ?

D'aucuns qui se laissent aller et vieillissent mal devraient prendre exemple sur notre septuagénaire pour sortir de leur tristesse et de leur « absence de vie », pour retrouver plus de vie et plus de dynamisme.

DIX À QUINZE ANS DE PLUS

Les progrès en matière de diagnostic et de traitements précoces et les mesures préventives ont largement contribué à l'allongement de l'espérance de vie. La prise quotidienne d'antioxydants devrait également allonger la vie de dix à quinze ans et plus.

Sans négliger l'effet bénéfique de la bonne nutrition. On mange aujourd'hui en moyenne deux fois moins qu'il y a cent ans. La restriction calorique est incontestablement un facteur d'allongement de la vie. Or, l'ennemi est souvent dans notre assiette. D'où l'importance d'une « diététique de la longévité » : manger juste, c'est vivre plus.

Mais le but recherché n'est pas de battre des records de longévité et d'atteindre les cent quarante ans. Comme le voudraient, aux États-Unis, certains chercheurs californiens, adeptes de la restriction calorique pure et dure. Selon eux, ceux qui réduiraient leur ration journalière à moins de 1 800 calories dès l'âge de vingt ans pourraient vivre au-delà de cent vingt ans. Mais à quel prix ? Cela vaut-il la peine de s'astreindre à un régime de privation, de frustration et de déprime ? Il faut raison garder et ne pas défier l'inéluctable.

DÉFIER L'INÉLUCTABLE ?

Quels que soient les progrès de la médecine et des traitements de longévité, le vieillissement de l'organisme est un processus inéluctable. Nous pouvons l'améliorer, le ralentir et le rendre moins pathologique, mais en aucun cas le stopper. Et c'est peut-être mieux ainsi ! La vie éternelle n'est pas pour le monde d'ici-bas. Le vieillissement est programmé dans nos gènes et dans chaque cellule. Avec le temps, les tissus des organes s'appauvrissent en cellules et sont dans l'incapacité de se renouveler et de se réparer. Le mécanisme de division cellulaire permettant aux cellules de se multiplier et de produire de nouvelles cellules jeunes devient moins efficace. Il est génétiquement programmé mais il est également très sensible au stress oxydatif qui peut le perturber ou le bloquer. Le processus de renouvellement des protéines s'essouffle aussi, lequel est lui-même indispensable au renouvellement des cellules.

Une cellule prélevée sur un embryon humain et mise en culture se divise et se multiplie en moyenne une cinquantaine de fois avant de mourir. Alors qu'une cellule prélevée sur un adulte se divise et se multiplie beaucoup moins au fur et à mesure de l'âge, ce qui limite le temps de jeunesse de nos cellules et de nos organes. D'où l'intérêt des recherches scientifiques sur les cellules souches de l'embryon humain, qui permettraient d'obtenir une culture de tissus servant à réparer un muscle cardiaque déficient, voire un tissu hépatique ou cérébral.

Le processus cellulaire de sénescence est donc inéluctable. La cellule naît, croît, se multiplie, se dégrade et meurt. L'être humain suit le même destin. Personne n'est éternel et nul ne peut échapper à ce déterminisme. Ce qui devrait nous ramener à beaucoup de réalisme et d'humilité.

Il est difficile pour les spécialistes du génome humain de passer au crible toutes les molécules d'ADN des centenaires pour déterminer le gène commun responsable de leur longévité. Le programme Chronos de la Fondation Jean Dausset qui étudie les fonctionnements génétiques de la longévité humaine ne prétend pas pouvoir découvrir une lecture prédictive de notre génome ou de calculer quelle sera la durée de vie de chacun. D'ailleurs, pour des raisons évidentes, il n'est pas souhaitable de le savoir ! D'autres chercheurs ont découvert à l'extrémité des chromosomes une zone appelée « télomètre » dont la longueur diminue après chaque division de la cellule. La « télomérase » jouerait un rôle dans le processus de la division cellulaire et du vieillissement de la cellule. On en est là.

Le gain moyen de vie est de trois mois par an soit un an tous les quatre ans. Ceux qui sont nés au début de l'an 2000 ont toutes les chances de devenir centenaires.

L'anti-âge, une nouvelle approche de la médecine

J'écris pour répondre à mes propres appréhensions et à l'espérance d'une vieillesse sereine et profitable. Je le fais pour transmettre ces connaissances à celles et ceux qui, comme moi, redoutent le temps qui passe et ont parfois l'impression qu'il leur échappe. Conscients que ce qui reste à vivre n'est pas infini ni suffisant. Mais décidés à le vivre pleinement, le plus longtemps possible, en pleine possession de leur santé et de leur lucidité. Car bien vieillir, c'est aussi mieux vivre.

VIVRE PLUS, MAIS PAS N'IMPORTE COMMENT

Demeurer valide, lucide et en pleine santé. J'y pense depuis que j'ai franchi la cinquantaine. J'y songe secrètement depuis que mon unique fille grandit. Car mon souhait, « jalousement gardé », est d'être là pour l'aider à vivre épanouie sa vie d'adulte, voir demain ses enfants et, pourquoi pas, les accompagner, eux aussi, dans leur vie d'homme. Cette peur d'une disparition prématurée, je l'ai probablement gardée depuis ma petite enfance lorsque j'ai vu, à quatre ans, ma mère nous quitter brutalement. Inconsciemment, cette peur est encore là. Aujourd'hui, autant pour mes proches que pour moi-même, j'ai envie d'être toujours présent pour en profiter davantage et leur faire également profiter de ma présence bienveillante. Une présence lucide et non pas un poids psychologique. Une présence active et non pas une charge morale. En somme, un altruisme conjugué qui ferait fi des barrières physiques générationnelles, souvent handicapantes. Ceci n'est plus un vœu pieux, une chimère égoïste ou un enjeu utopique : on peut vivre davantage et mieux. À condition de faire ce qui s'impose. C'est une question de volonté personnelle et un enjeu de santé publique.

Né au Maroc, je suis venu à Paris faire mes études de médecine. Là, je me suis spécialisé dans la pédiatrie que j'ai exercée pendant de nombreuses années. Et c'est en observant l'enfant et le jeune adolescent que m'est venue une interrogation naturelle : comment prolonger la bonne santé de l'adulte et lui permettre d'affronter sans crainte l'âge et ses corollaires ? Comment faire du vieillissement un acte de vie à part entière et non pas un renoncement progressif en tous domaines ? Comment assumer les évolutions de l'organisme afin qu'il affronte dans les meilleures conditions les pièges qui fragilisent une vie ? J'y vois une réponse évidente : prévenir plutôt que guérir.

Du stress à l'anti-âge

En novembre 1979, à Monaco, lors d'un congrès mondial consacré au stress – que j'avais organisé avec des confrères américains –, j'ai eu la chance de découvrir les travaux du « père du stress », le professeur Hans Selyé, Autrichien émigré au Canada et aujourd'hui disparu. Une sommité indiscutable, reconnue par ses pairs. Je lui dois aujourd'hui ce que sais sur le stress, ma seconde spécialité. C'est par l'étude du stress que, sans en être alors tout à fait conscient, j'ai pu approfondir mes connaissances dans le domaine de la médecine anti-âge. À l'époque, ce domaine d'intervention demeurait réservé à quelques initiés. Tel un tabou que nul n'osait dépasser. Et sur lequel, peu à peu, la science s'est enfin penchée. Loin des effets de mode actuels. Je dois à Hans Selyé cette approche de la vie, faite de plus de sagesse pour dépasser ce qui nous agresse et nous vieillit. Cette gestion du stress m'a appris qu'on peut améliorer la qualité du vieillissement et de la santé, très dépendants l'un de l'autre. À condition d'agir à temps, avant l'apparition du symptôme, avant l'inversion de l'« état de jeunesse » et de bonne santé et le passage à l'état de vieillissement et de maladie, et à condition d'adhérer à une approche préventive de la médecine.

Une médecine qui agit en amont, pour prévenir la dégradation et discerner les terrains sensibles à la maladie. La démarche est distincte de la médecine traditionnelle, principalement curative. La médecine anti-âge prend en compte les mécanismes biologiques qui entretiennent le bon fonctionnement des organes et isole les facteurs qui peuvent le perturber. Nombreux sont désormais ceux qui, en bonne santé, viennent nous consulter parce qu'ils refusent de mal vieillir. Ils se donnent les moyens d'anticiper les effets négatifs et de retarder les conséquences irréversibles.

Une volonté contre la fatalité

J'exerce la médecine préventive depuis plus de vingt ans, dans un centre de check-up à Paris – que j'ai créé et que je dirige avec plusieurs collègues spécialistes. Cette pratique médicale se heurte encore à une culture fataliste. Tant du côté des patients que de celui du corps médical. Pourtant, la politique de l'autruche est néfaste ! D'aucuns ne veulent pas connaître précisément leur état de santé, par crainte de découvrir une hypothétique vérité qui les traumatiserait. C'est irresponsable. Car la prévention et le dépistage constituent les meilleures armes thérapeutiques et les meilleures protections contre ce qui nous effraie : la maladie, la souffrance, la dégénérescence ou la mort prématurée.

Aujourd'hui, on peut conduire plus longtemps ses projets personnels comme ses objectifs professionnels dans de meilleures conditions physiques. Pour cela, il s'agit de se prémunir afin d'éviter d'être surpris par la maladie et la souffrance. Ce n'est pas une assurance absolue contre la mort. Ce serait chimérique. Mais c'est une bonne garantie contre le mauvais vieillissement qui altère la qualité de la vie. Et ce but est désormais accessible. Cette volonté « sécuritaire » est, avant tout, un choix. La maladie et la dégradation physique ne sont pas une fatalité si, assez tôt, on porte plus d'attention à son mode de vie.

Certes, la vie n'est pas la même pour tous. Certains vieillissent naturellement bien et sont longtemps épargnés par les maladies et les troubles de santé qui frappent troisième et quatrième âges.

D'autres sont précocement handicapés par une santé fragilisée et des problèmes chroniques. Mais cette différence n'est pas due au seul hasard. Les bien portants ne sont pas des privilégiés, protégés par de bons gènes qui leur permettraient de faire n'importe quoi, en dépit du bon sens. Et les moins bien portants ne sont pas non plus des « victimes » innocentes d'une nature injuste qui ne leur pardonnerait rien.

Sauf exception, cette inégalité face à la santé et au vieillissement n'est que la conséquence inéluctable de diverses erreurs et de modes de vie : stress négatif, excès alimentaires ou physiques et fragilités psychologiques qui précipitent le mauvais vieillissement et l'apparition de maladies.

D'autres façons plus équilibrées et gratifiantes sont plus protectrices et prometteuses de longévité. Le bonheur de vivre n'est pas l'apanage des puissants. Il est à la portée de ceux qui aiment la vie et qui ont la sagesse de se satisfaire de ce qu'ils ont ; et de ceux qui savent dépasser les épreuves. Ce n'est certes pas donné à tout le monde mais on peut aussi le devenir ! La santé physique est également le reflet de l'équilibre psychologique et mental indispensable à une bonne longévité.

Bien vieillir sans jamais renoncer

Grâce à une prévention anti-âge conduite précocement avec sagesse et bonne intelligence, on peut raisonnablement gagner dix ou quinze ans d'espérance de vie, à condition évidemment de se prendre en charge tôt.

Il n'est pas nécessaire pour autant de rendre sa vie fade et dénuée de plaisir, comme le supportent, à tort, les adeptes du jeun à outrance par exemple. On obtient certes un gain de vie, mais au prix d'autres souffrances et de privations inutiles !

On peut certainement obtenir un gain d'énergie physique, psychique et sexuelle ainsi qu'une meilleure santé et une meilleure qualité de vie. Et on peut, légitimement, viser une moindre vulnérabilité aux maladies chroniques qui accompagnent le mauvais vieillissement et bénéficier d'une santé moins perturbée. À condition de se soumettre périodiquement à des examens médicaux de dépistage pour prévenir certaines maladies dont le traitement devient aléatoire quand elles sont traitées tardivement.

Dès sa naissance, l'être humain est vulnérable aux excès et aux erreurs des modes de vie. Et le mauvais vieillissement est avant tout l'aboutissement d'un processus multifactoriel, sur lequel on peut agir pour limiter ou neutraliser les dégâts et face auquel on peut renforcer les défenses de notre organisme. Mais attention ! La médecine anti-âge a des limites. Il n'est pas ici question de devenir un surhomme, inoxydable et indestructible, qui survivrait à toutes les épreuves et que rien n'atteindrait, ni les « flèches » de l'existence ni l'usure du temps. Ce serait illusoire et trompeur ! Les potions de jouvence n'existent pas. Ce mythe est un leurre. Et pour certains un fonds de commerce. Au stade de nos connaissances scientifiques, aucun médecin responsable ne peut proposer l'impossible. La vie éternelle, la jeunesse renouvelée, l'intégrité absolue de ses moyens, tout cela est un mensonge. L'immortalité est un non-sens, une négation de ce qui constitue l'espèce humaine.

Il s'agit aussi de reconnaître les limites des solutions « cosmétiques » qui font miroiter jeunesse et beauté mais n'interviennent que sur l'apparence, sans se préoccuper des causes. L'esthétique est un confort, souvent nécessaire au bien-être psychologique, et à ce titre non négligeable. Mais ce n'est certainement pas une thérapeutique préventive ou curative. La médecine esthétique apporte des solutions « externes » complémentaires, plus immédiatement satisfaisantes, mais toujours temporaires. Des solutions qu'il faut régulièrement reconduire puisqu'elles ont la faiblesse de ne pas s'attaquer aux causes internes du vieillissement.

Il y a anti-âge et anti-âge...

Le terme « anti-âge » est aujourd'hui galvaudé, récupéré par des pratiques qui ne sont pas médicalement appropriées. Un véritable « fourre-tout », un amalgame étranger au processus du vieillissement. Certaines propositions sont farfelues, mensongères voire dangereuses. D'autres sont plus sérieuses, mais toujours partielles. Car elles ont l'inconvénient de ne pas s'attaquer au processus intime et multifactoriel du vieillissement. L'anti-âge dont il est ici question est une approche médicale globale qui implique différentes étapes :

1. une révision générale de la « machine » : la réalisation d'examens et d'investigations médicales qui permettent de dresser l'état des lieux et de dépister les risques qui peuvent ultérieurement compromettre l'espérance de vie. Des risques qui nécessitent, avant d'aller plus loin, une prise en charge et un traitement appropriés. Car on ne peut sérieusement proposer un traitement de prévention du vieillissement s'il existe un processus latent et silencieux qui peut du jour au lendemain s'exprimer et tout compromettre !

2. puis un bilan du processus général de vieillissement et d'usure : il aboutit logiquement à un programme anti-âge personnalisé prenant en compte les facteurs d'usure, propres à chaque individu, et qu'il faut neutraliser.

Ces solutions, expérimentées depuis de nombreuses années et partagées avec des confrères d'outre-Atlantique, visent un objectif : protéger la santé et le bien-être de l'individu, garder des artères plus souples, protégées contre l'artériosclérose, un cœur plus tonique, des neurones et un cerveau protégés contre le processus de dégradation et de sénilité, des articulations plus solides. Ceci est rendu possible grâce à la prévention du processus de rouille et d'oxydation générale, grâce à un apport de suppléments nutritionnels et d'antioxydants et grâce à un apport de compléments dynamiques qui protègent l'activité musculaire, cardiaque et cérébrale.

Pour être efficaces, ces résultats doivent être aussi le fruit d'un changement de comportements. Toutefois, la médecine anti-âge se garde de dépasser certaines frontières. Il faut se méfier de pratiques qu'on ne maîtrise pas suffisamment, tels certains traitements hormonaux intempestifs, voire dangereux.

Les solutions ici proposées sont le fruit d'observations scientifiques. Des solutions, contrôlées par une longue expérience de médecine de dépistage et de prévention, qui permettent d'évaluer les limites et les bénéfices obtenus.

Antoine, cinquantenaire déjà trop vieux...

Le cas d'Antoine est un exemple de cette nouvelle approche de la médecine. À cinquante-trois ans, Antoine paraît plus vieux que son âge organique. Il est le pur produit de nos sociétés de consommation. Un cadre supérieur, un fonceur doté d'une énergie débordante. Mais également un exemple de vie déséquilibrée, totalement consacrée au travail. Une vie stressante, faite de compétition inhumaine et de contraintes professionnelles mal vécues malgré les apparences. Antoine pense être inépuisable, jusqu'au jour où, sans raison physique apparente, s'installe progressivement une baisse d'énergie qui le contraint à s'arrêter. Inquiet, Antoine pense au pire et nous consulte. Au terme d'examens médicaux complets, nous lui confirmons qu'il n'a pas de maladie au sens habituel du terme. Nous l'informons que cette fatigue n'est que le symptôme révélateur de « l'usure » prématurée d'un organisme malmené par le surmenage. Conduite sans ménagement, sans décompression, sans loisirs, et de surcroît avec une alimentation déséquilibrée, sa vie brûle vite. Trop vite. Les « batteries » d'Antoine sont « déchargées ». Le diagnostic de vieillissement et d'épuisement prématurés lui paraît surprenant : il ne comprend pas qu'on puisse être épuisé tout en étant en bonne santé théorique, d'autant qu'il ne souffre d'aucune maladie codifiée. Cela semble paradoxal, lorsqu'on n'est pas familier avec une médecine qui analyse et dresse un « état des lieux » pour intervenir avant l'apparition d'une maladie caractérisée et plus expressive. Antoine présente des facteurs de risque silencieux qu'il faut précocement prendre en charge avant l'accident. Voire pire.

L'indicateur de vieillissement des artères est déjà passé du vert au rouge. Les artères carotides d'Antoine, testées à l'examen écho Doppler, sont manifestement moins souples, encrassées par un dépôt de mauvais cholestérol. La confirmation est apportée par l'abaissement du bon cholestérol HDL qui le protège – résultant directement de son état de stress et de surmenage – et l'élévation du mauvais cholestérol LDL apporté par une mauvaise alimentation riche en mauvaises graisses. Ce déséquilibre du cholestérol, surajouté à d'autres facteurs de risque, favorise certainement le durcissement des artères qui expose Antoine à un risque vasculaire, cérébral ou coronarien. Nous lui conseillons de suivre des mesures diététiques appropriées et de revenir à une meilleure hygiène de vie. Son mauvais cholestérol sera traité dans un second temps si les mesures diététiques s'avèrent insuffisantes.

Sa tension artérielle n'est pas non plus satisfaisante : le chiffre de la minima est élevé pour l'âge, traduisant un vieillissement des artères et une résistance artérielle périphérique qui oblige son cœur à travailler davantage pour vaincre cette résistance. Nous lui conseillons alors de faire un sport d'endurance et de se « lâcher » un peu plus pour évacuer la pression professionnelle et faire diminuer celle qui s'exerce sur ses artères. La tension artérielle sera contrôlée ultérieurement à plusieurs reprises pour évaluer son évolution et son retour à la normale.

Son indice de masse grasse corporelle – indicateur d'un excès de poids et de dépôt de graisses – est lui aussi élevé ; conséquences des calories superflues prises à chaque repas et non brûlées dans une activité sportive. Il s'ensuit là aussi un conseil de bon sens : manger moins et se dépenser plus ; les rentrées ne doivent pas dépasser les sorties.

La fatigue accusée par Antoine est manifestement due à l'addition de tous ces facteurs délétères et à l'encrassement des « batteries » cellulaires – qui produisent l'énergie – via l'excès de radicaux libres apportés par la mauvaise alimentation. Un traitement complémentaire apportant un supplément d'antioxydants – pour combattre les radicaux libres – lui sera également conseillé pour « nettoyer » et recharger ses « batteries », et retrouver plus d'énergie.

Revu six mois plus tard, Antoine est transformé et en meilleure forme. Il a suivi scrupuleusement toutes les recommandations, changé son mode de vie et a pris quotidiennement ses vitamines et ses antioxydants. « L'enjeu en valait la chandelle. » Antoine a pris conscience de ses excès et a pris la décision de se prendre en charge et de ne pas répéter les erreurs passées. Nous l'encouragerons à poursuivre dans cette voie.

I.

LA LOGIQUE DU VIEILLISSEMENT

1. Le mécanisme et les signes du vieillissement

Une usure insidieuse

Le vieillissement est certes programmé génétiquement dans nos cellules, mais il est surtout fortement influencé et accéléré par le déficit de certaines hormones et plus encore par la production excessive des radicaux libres dans nos cellules, telle qu'elle se produit dans certaines circonstances de mode de vie et d'alimentation.

L'usure de l'organisme évolue longtemps de façon insidieuse et ne devient expressive que tardivement. Lorsque la dégradation est bien avancée. Le vieillissement commence dès la naissance et concerne tous les organes. Mais les premiers signes tangibles n'apparaissent que vers trente-cinq/quarante ans et plus encore après cinquante ans. À ce stade, le taux de nos hormones de jeunesse est décroissant et le processus d'oxydation et de « rouille », responsable de l'usure générale, est déjà bien engagé.

À la fin de la croissance, nous sommes au zénith de notre vitalité, et les différents paramètres biologiques et hormonaux au paroxysme de leur efficience. Puis, les choses se dégradent doucement après la 3e décennie et plus encore à partir des 5e et 6e décennies.

En phase de sénescence et de mauvais vieillissement, les indicateurs de jeunesse et de bonne santé passent du vert au rouge : les cellules sont « encrassées » par les radicaux libres et nos « batteries » usées et en partie déchargées. Les fonctions de l'organisme accusent le « coup » les unes après les autres, de façon distincte d'un individu à l'autre.

Jean-Philippe, exemple de vieillissement accéléré

Jean-Philippe est un quinquagénaire qui fait beaucoup plus que son âge. Son visage est déjà marqué par beaucoup de rides, son allure alourdie par de nombreux kilos en trop, et son tour de taille épaissi par une accumulation de graisses et des bourrelets qui « débordent ». Autant de signes révélateurs d'une mauvaise hygiène de vie et annonciateurs d'un mauvais vieillissement et peut-être d'un trouble de santé. Jean-Philippe appartient à cette catégorie de bons vivants qui ne se privent de rien, et surtout pas des plaisirs de la table. Il aime bien manger et bien boire, sans retenue ni restriction. Chaque repas est l'exemple de ce qu'il ne faut pas faire. Charcuterie ou rillettes en entrée, beaucoup de pain, un steak bien gras accompagné d'une bonne assiette de frites, une belle portion de fromage également bien gras et pour finir une pâtisserie. Le tout arrosé de plusieurs verres de vin. Il ne faut surtout pas lui proposer crudités ou salade en entrée, ni légumes verts pour accompagner son steak, ni fruits pour terminer son repas. Ce serait trop fade ! Jean-Philippe ne sort de table que lorsque il a la sensation d'avoir rempli son estomac et qu'il est totalement repu. C'est à cette condition qu'il est bien, même s'il se sent lourd après le repas. La pose café se conçoit avec des cigarettes, fumées les unes après les autres. C'est un plaisir dont il ne peut se passer – plus d'un paquet par jour.

Jean-Philippe n'est pas une caricature mais une réalité. Qu'on retrouve chez les adeptes de la restauration rapide et des produits industriels trop caloriques, gras et déséquilibrés. Chez ceux qui n'échappent pas au rituel des repas d'affaires, toujours plus riches et plus arrosés, où on se laisse tenter par trop de bonnes choses. Chez ceux, plus simplement, qui n'arrivent pas à se priver et à s'astreindre à une hygiène alimentaire qui apporte les bons aliments protecteurs contre les radicaux libres et les nutriments essentiels.

Le résultat de ces excès alimentaires est inévitable : l'organisme produit beaucoup de radicaux libres, des poisons qui se comportent comme des missiles qui se retournent contre l'organisme qui les a produits et qui bombardent les centres vitaux et détruisent quotidiennement les cellules et tout ce qu'elles contiennent, c'est-à-dire des éléments indispensables au bon fonctionnement des métabolismes. Les excès de calories s'accumulent, les radicaux libres et les usures successives qu'ils entraînent également. Il ne faut pas s'étonner de payer ensuite la facture : organes altérés par les bombardements successifs, vieillissement précoce et troubles de santé : excès de cholestérol ou de triglycérides, risque d'obésité ou de diabète de la maturité ou tout autre trouble. On ne peut avoir le beurre et l'argent du beurre, se laisser aller, manger n'importe quoi et rester en forme et en bonne santé. C'est illusoire !

À l'opposé, Marie-Jeanne, l'exemple qu'on aimerait suivre

Une femme de quarante-cinq ans qui en fait beaucoup moins – le visage encore lisse, la silhouette légère et fine et une allure sportive bien dynamique. Elle est l'expression vivante d'un mode de vie équilibré et d'une alimentation saine qui la protégeront longtemps contre l'usure du temps. Chaque repas lui apporte les nutriments dont elle a besoin pour avoir une bonne énergie et se protéger contre les radicaux libres que son organisme ne produit qu'en petite quantité inoffensive : des crudités, beaucoup de légumes verts qui accompagnent son poisson, peu de pain et un dessert toujours raisonnable, un fruit peu sucré ou un yaourt nature. Le tout peu arrosé, un verre de vin tout au plus. Marie-Jeanne est tout aussi rassasiée sans être alourdie par un excès inutile de calories ; ce qui ne l'empêche pas de faire parfois quelques excès – boire plus et se laisser tenter par un bon gâteau – tout à fait permis quand elle a un dîner en famille ou avec des amis. Mais elle sait rectifier le tir et revenir ensuite à une alimentation équilibrée dont elle ne peut plus se passer et qu'elle applique sans effort et sans contrainte. Ce mode alimentaire lui apporte la satisfaction d'être en pleine forme et de ne pas prendre des kilos superflus que beaucoup d'entre nous combattent au prix de souffrances et de privation. Le résultat est alléchant ! Le temps s'écoule sans faire de « dégâts ». Marie-Jeanne reste physiquement et biologiquement jeune ; avec des cellules et des organes qui ne subissent pas de bombardement destructeur – par les radicaux libres produits ici en petite quantité par l'alimentation – et qui sont de toute façon neutralisés par son système de défense assuré par les nutriments et les antioxydants contenus dans son alimentation. À l'exemple de Marie-Jeanne, beaucoup de gens aujourd'hui conscients du rôle néfaste de la mauvaise alimentation et d'un mode de vie déséquilibré, reviennent à plus de modération et se prennent en charge, désireux de changer la « donne » et de ne plus se laisser aller, sachant qu'ils le paieront forcément plus tard.

La vieillesse, une usure en chaîne

Le vieillissement général est la somme progressive d'usures des différentes fonctions humaines et des systèmes biologiques. Cette réaction en chaîne résulte de dégradations successives et de lésions cellulaires dues à l'action corrosive et combinée des radicaux libres et des AGE, molécules toxiques produites par les réactions dites de glycation. La glycation est une réaction chimique simple entre le glucose sanguin et les protéines qui constituent les tissus de l'organisme. Elle aboutit à la formation de substances toxiques, les AGE.

Cela commence par une dégradation de la synthèse des protéines cellulaires qui provoque des lésions cellulaires puis organiques et une atrophie progressive des tissus des muscles, des organes et des glandes. Les fonctions et les mécanismes se dérèglent à leur tour. Cela concerne toutes les « pièces détachées » de notre corps, mais à un rythme différent d'un organe et d'un appareil à l'autre.

Les mitochondries – structures clefs de la cellule et principale source de production d'énergie indispensable à la vie et au fonctionnement de la cellule – sont les cibles privilégiées de ce processus dégénératif, provoqué par les radicaux libres et les AGE. Les dommages provoqués au

MÉCANISME DU VIEILLISSEMENT

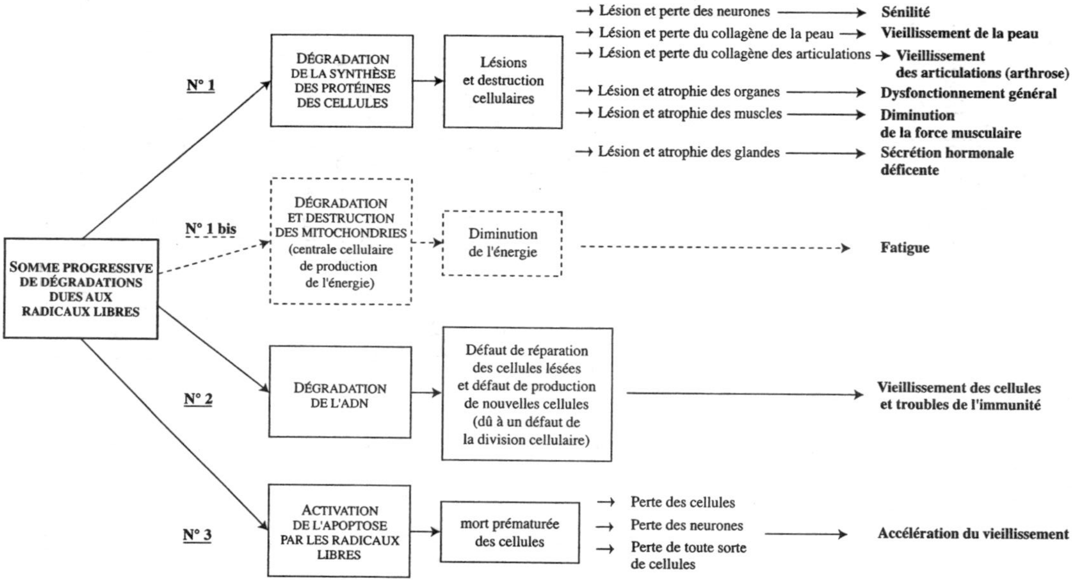

niveau des mitochondries sont à l'origine de la perte d'énergie et demeurent l'une des principales causes du processus de sénescence.

Le second facteur relève du défaut du système de réparation des cellules lésées ou vieillies et du déficit de production de nouvelles cellules, seules capables d'entretenir la jeunesse des tissus. Ce défaut est lui-même dû à la perturbation du message génétique, qui résulte de la dégradation de l'ADN par les radicaux libres. Avec l'âge, le processus de réparation et de renouvellement des cellules devient donc moins efficace. Ce qui aboutit au vieillissement général.

Le troisième facteur tient au dérèglement du processus d'apoptose – mort prématurée de la cellule –, activé par les radicaux libres. Cela concerne les cellules de notre peau, de nos muscles, de notre cerveau, de notre sang et de nos os. À terme, appauvrissement cellulaire des organes et donc vieillissement prématuré. À l'inverse, dans le processus cancéreux, on constate un défaut du processus d'apoptose et de destruction des cellules métastatiques. Alors que le processus d'apoptose et de suicide des cellules serait activé par les radicaux libres dans les maladies neurodégénératives de Parkinson ou d'Alzheimer.

Tous ces facteurs conjugués favorisent le processus de sénescence et le dysfonctionnement de l'organisme. Et ce processus de vieillissement ne peut être ralenti que par une démarche préventive précoce qui permet de neutraliser le mécanisme de dégradation provoqué par les radicaux libres.

Peau : les premières rides

C'est le premier voyant annonciateur de l'usure. Le miroir nous renvoie les stigmates du relâchement cutané. Le regard devient moins vif, le visage moins éclatant. Le sillon nasolabial se creuse et apparaît le pli de l'amertume.

Le bas du visage perd de son ovale. La peau abandonne progressivement sa fermeté, son élasticité et s'amincit en moyenne de 6 % tous les dix ans. À ce stade, les solutions sont plutôt « externes » : chirurgie esthétique et comblements des rides. Mieux aurait-il valu agir de l'intérieur, et plus tôt, pour retarder les effets de l'oxydation de la peau et de la destruction du collagène par les radicaux libres.

Vision : la presbytie

La baisse de la vision nous trahit quand on commence à allonger les bras pour lire un menu ou un journal. L'accommodation à la distance devient plus difficile et le défaut s'accentue avec le temps. Le recours aux lunettes est alors incontournable pour pallier le vieillissement de notre cristallin qui perd de sa souplesse. Beaucoup plus tardivement, le cristallin devient opaque, encrassé par les radicaux libres. La vision devient plus floue et traduit l'existence de la cataracte, signe d'une sénescence bien installée.

Audition : la presbyacousie

La baisse de l'acuité auditive n'échappe pas au processus de dégradation qui touche l'oreille interne et la microcirculation. Elle apparaît bien après la cinquantaine, et ne deviendra gênante qu'après la soixantaine. Plus tardivement, l'handicap auditif obligera certains à utiliser un appareil. Seul un malentendant sur dix y recourt.

Articulations et cartilages : l'arthrose

Cette usure est plus handicapante. Le processus dégénératif qui use le cartilage, l'amortisseur de nos articulations, est à l'origine des premières douleurs révélatrices du vieillissement articulaire et du processus arthrosique qui apparaît dès la cinquantaine. L'arthrose s'installe progressivement au niveau de toutes les articulations et constitue le frein à notre élan de jeunesse. Elle débute fréquemment au niveau des genoux, et plus encore quand s'ajoute un surpoids. Mais toutes les articulations peuvent être touchées à leur tour : celles des doigts, du poignet, de la hanche, des vertèbres du cou ou du dos, à l'origine de la limitation des mouvements, du blocage et des lumbagos. Plus tardivement, l'arthrose devient un véritable handicap : on aura du mal à se « dérouiller » au lever, à se mouvoir, et à marcher librement. À ce stade la sénescence articulaire est irréversible et les anti-inflammatoires ne suffisent pas toujours à améliorer la situation. La sagesse voudrait qu'on prévienne précocement le processus général de corrosion et l'usure articulaire, favorisée par l'excès de poids et certains excès physiques ou sportifs qui malmènent le dos et les articulations.

L'ostéoporose apparaît principalement chez les femmes ménopausées qui ne prennent pas de traitement hormonal substitutif : l'os se déminéralise et se fragilise. À cinquante ans 5 % des femmes présentent une ostéoporose et 25 % à partir de soixante-cinq ans. Ce qui peut entraîner des fractures et un tassement des vertèbres responsable d'une perte de taille de 10 à 15 cm.

Artères : l'artériosclérose

L'usure des artères encrassées et altérées par les radicaux libres est plus compromettante pour la vie. Elle est à l'origine de l'artériosclérose : une perte d'élasticité et une rigidité qui peuvent toucher toutes les artères, les petites puis les grosses. Celles de l'œil, de l'appareil auditif mais également celles du cœur, des reins, du cerveau et les grosses artères du cou et des membres inférieurs. L'accident vasculaire coronarien ou cérébral est la conséquence grave du vieillissement des artères. L'accident coronarien peut survenir prématurément, dès trente-cinq/quarante ans chez les fumeurs, les personnes surmenées ou ayant beaucoup de cholestérol. L'infarctus du myocarde du sujet jeune est dans la plupart des cas dû au tabac qui est un facteur à la fois cancérigène et accélérateur de l'usure artérielle. La prévention est la meilleure façon de limiter le vieillissement prématuré des artères et de faire reculer le risque cardio-vasculaire. Chez la femme ménopausée, le traitement hormonal substitutif diminue le risque cardio-vasculaire – mais ce bénéfice n'est pas confirmé par certaines études récentes. Le traitement précoce de l'hypertension artérielle – une personne sur deux ignore qu'elle est hypertendue, 8 millions de Français souffrent d'hypertension –, comme celui de l'excès de cholestérol dans le sang, réduisent le vieillissement général, le risque d'accident vasculaire de 40 % et celui d'infarctus cardiaque de 30 %. Cette prévention devrait débuter dès vingt-cinq ans et dès l'enfance en ce qui concerne l'obésité, un phénomène préoccupant.

Cerveau et neurones : démence sénile, Parkinson et Alzheimer

L'usure du cerveau s'exprime tardivement, après soixante/soixante-cinq ans. L'action corrosive des radicaux libres n'épargne ni les neurones ni leurs connexions qui permettent la transmission de l'information dans le cerveau. Les troubles de la mémoire immédiate et de la concentration sont les premières manifestations du vieillissement cérébral. Elles peuvent provenir aussi d'un surmenage ou d'un état de stress. Notre cerveau finit par opérer des choix « prioritaires », et négliger ce qui est moins « important ». À un âge plus avancé, le processus neurodégénératif peut avoir des conséquences sérieuses et provoquer une maladie de Parkinson ou d'Alzheimer, qui touchent chaque année 110 000 nouvelles personnes, dont 70 % sont âgées de quatre-vingts ans et plus. Le vieillissement du cerveau peut être prévenu et retardé. Ainsi, le traitement de l'hypertension artérielle réduit-il le risque de maladie d'Alzheimer de plus de 30 %.

Énergie : décharge des « batteries »

Cette baisse de l'énergie, véritable signe d'alarme, est un indicateur du vieillissement général et de l'usure de nos centrales d'énergie : celles des mitochondries, constituants essentiels de la cellule. Plus de 10 000 milliards de mitochondries fournissent 90 % de notre énergie. Mais elles sont régulièrement détruites par les radicaux libres. Le phénomène s'aggrave avec l'âge, le renouvellement des mitochondries diminuant, ce qui accentue le déficit énergétique. Les mitochondries usées produisent moins d'énergie mais également plus de nouveaux radicaux libres qui induisent à leur tour un processus d'oxydation en chaîne, responsable de dégradations et de maladies dégénératives. La baisse d'énergie devient difficilement récupérable. Le traitement de cette usure passe par un nettoyage précoce des mitochondries et par un combat quotidien contre la production des radicaux libres, souvent favorisée par notre mode de vie et d'alimentation.

2. Les accélérateurs du vieillissement

Le bon vieillissement physiologique est un processus naturel rare, apanage de quelques « chanceux » et de ceux qui font attention à leur façon de vivre. Le mauvais vieillissement, responsable du processus pathologique de sénescence, est, hélas, plus fréquent mais non inéluctable. Il est, en effet, accessible à la prévention anti-âge qui en retarde et en atténue les conséquences.

Le vieillissement est certes déterminé par l'hérédité mais il est surtout influencé par de nombreux facteurs qui peuvent l'accélérer et le rendre pathologique.

Ces facteurs font toute la différence entre ceux qui sont encore biologiquement jeunes et en bonne santé à soixante ou soixante-dix ans et ceux déjà vieux, voire malades, dès cinquante ans. Ce décalage entre l'âge chronologique – celui de notre date de naissance – et l'âge réel biologique – celui de nos artères et de notre santé – explique cette inégalité. L'hérédité n'interviendrait dans la différence de longévité qu'à hauteur de 30 %. Car le cours du vieillissement est plus sensible à l'équilibre hormonal et aux facteurs d'environnement : excès de production de radicaux libres, déficit du système de défense contre le stress oxydatif, mauvaise alimentation, absence d'hygiène de vie (tabagisme, excès de stress...) ; autant de facteurs

CAUSES DU VIEILLISSEMENT
FACTEURS QUI ACCÉLÈRENT LE VIEILLISSEMENT

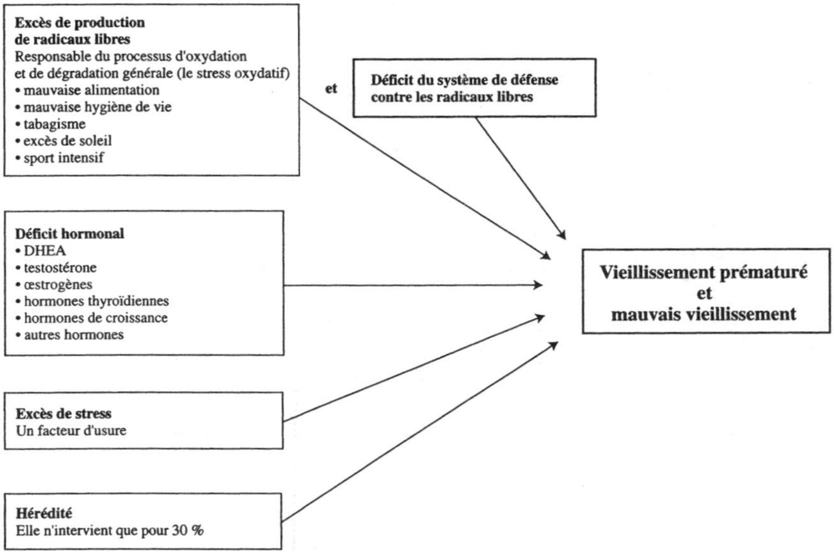

préjudiciables à une vieillesse harmonieuse du corps et de l'esprit. Mais sur lesquels, nous pouvons agir…

Le vieillissement est souvent la conséquence
d'un déséquilibre entre :
— un excès de radicaux libres destructeurs
qui bombardent l'organisme
— et un système de défense, contre les radicaux libres,
trop déficitaire
Un déséquilibre entre une attaque forte
et une défense faible.

L'image est forte mais réelle : tel un pays attaqué, engagé progressivement dans un processus de guerre d'usure par des missiles, qui s'abattent sur lui et débordent son bouclier antimissiles, devenu inefficace et insuffisant. Cela se produit tous les jours dans l'organisme où les cellules, les tissus et les organes sont bombardés à longueur de temps par des missiles – les radicaux libres produits en excès par une mauvaise alimentation et d'autres conditions de vie – qui ne sont pas neutralisés par le système cellulaire de défense – du fait d'un déficit dans les cellules, des missiles antimissiles qui ne sont pas apportés par une alimentation adéquate. Résultat : dégradation générale et vieillissement.

Il y a vieillissement et accélération du vieillissement quand l'attaque de l'organisme par les radicaux libres l'emporte sur la défense.

Votre risque de vieillissement prématuré et de mauvais vieillissement augmente avec le nombre de clignotants « allumés ».

Les clignotants à surveiller prédictifs d'un mauvais vieillissement

- Baisse persistante de l'énergie
- Baisse de mémoire
- Manque d'entrain
- Manque du désir d'entreprendre
- Activité sexuelle déficiente
- Bouffées de chaleur et transpiration (femme)
- Perte de masse musculaire
- Augmentation de la masse grasse (bourrelets)
- Rides, relâchement cutané
- Taches de vieillissement
- Arthrose précoce
- Baisse précoce de l'audition
- Baisse précoce de la vision de près
- Cataracte précoce
- Essoufflement à l'effort
- Mauvaise hygiène de vie
- Mauvaise alimentation
- Excès de stress
- Sport intensif
- Exposition fréquente au soleil
- Tabagisme
- Excès de poids
- Obésité
- Tour de taille important
- Indice IMC élevé
- Indice IMT élevé
- Sucre dans le sang élevé
- Hémoglobine glyquée élevée
- Cholestérol élevé
- Cholestérol HDL abaissé
- Triglycérides élevés
- Hypertension artérielle
- Taux de DHEA bas
- Taux de testostérone bas
- Taux d'œstrogènes bas
- Indice d'ostéoporose (ostéodensitométrie osseuse)

Ce tableau exclut les différentes pathologies qui peuvent compromettre l'espérance de vie et une bonne qualité de vie :

- Pathologie des coronaires (cœur)
- Pathologie vasculaire

• Diabète
• Pathologie cancéreuse
• Pathologies neuro-dégénératives (démence sénile, Alzheimer...)

L'attaque est forte :
— quand l'alimentation apporte trop de radicaux libres (trop de missiles)
— quand on mange trop, trop de calories
— quand on mange trop de sucre
— quand on mange trop de graisses
— quand on fume
— quand on fait du sport intensif
— quand on est stressé
— quand on s'expose trop au soleil

La défense faiblit :
— quand on prend de l'âge
— et quand l'alimentation n'apporte pas les oligoéléments et les antioxydants nécessaires (missiles antimissiles)

LA NUISANCE DES RADICAUX LIBRES

Le vieillissement est principalement dû aux lésions provoquées par les radicaux libres, produits en permanence dans nos cellules. Fabriqués en excès, dans certaines circonstances de mode de vie et d'alimentation, les radicaux libres s'accumulent dans les cellules et deviennent corrosifs. Ils induisent un processus général d'oxydation et de dégradation appelé stress oxydatif ou stress oxydant, responsable du mauvais vieillissement et des maladies dégénératives.

Les radicaux libres sont des déchets de la combustion des aliments et de la production d'énergie – déchets provenant de l'oxygène utilisé par la combustion. Ils sont produits par le simple fait de respirer, de s'alimenter, de s'activer, de produire de l'énergie et des calories indispensables à la vie de tout individu. Mais la nature fait heureusement bien les choses : les cellules sont dotées d'un système de défense et de nettoyage qui détruit simultanément les radicaux libres produits en excès... jusqu'à une certaine limite.

Avec l'âge, ce nettoyage devient moins performant. Il en résulte une accumulation de radicaux libres, un processus d'oxydation des cellules et des dégâts qui perturbent le fonctionnement normal et le pouvoir de division et de renouvellement cellulaire. Le processus de dégradation et de destruction finit par l'emporter sur la réparation et le renouvellement. Ce qui entraîne sénescence et pathologies associées. Tout se passe comme dans une maison où le ménage n'est pas fait : poussière et saleté – les radicaux libres – s'accumulent, et le mobilier – cellules et organes – vieillit et se dégrade inéluctablement. D'où l'intérêt de « faire régulièrement le ménage ». C'est l'objectif de toute médecine « anti-âge ».

Les radicaux libres se comportent comme « des missiles » qui bombardent et endommagent à longueur de journée les organes et les constituants de la cellule (protéines, graisses des membranes, mitochondries et ADN). Ils sont responsables d'un processus d'oxydation et de corrosion des cellules – le stress oxydatif – à l'origine du déclin dégénératif et de nombreuses maladies (neurodégénératives, cardio-vasculaires, immunitaires, articulaires, inflammatoires, etc.). Les cellules « se rouillent » au contact des radicaux libres, de la même façon que les métaux se rouillent au contact de l'oxygène de l'air et que le beurre rancit à l'air libre. Avec le temps tout l'organisme se « rouille » et s'use comme n'importe quelle machine.

La production des radicaux libres résulte principalement de la combustion des sucres et des graisses consommés. L'oxygène que nous respirons est

BOMBARDEMENT DE LA CELLULE ET SES COMPOSANTS PAR LES RADICAUX LIBRES

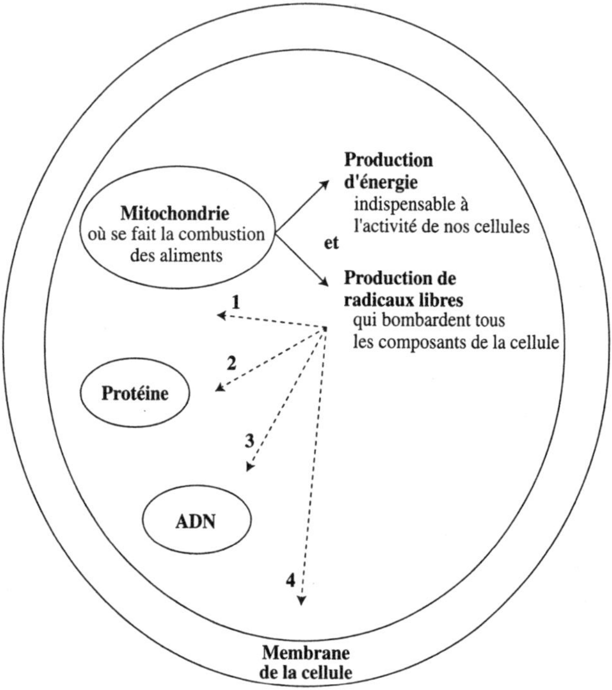

1. Le bombardement des mitochondries provoque une dégradation des mitochondries responsable de la baisse de l'énergie.
2. Le bombardement des protéines provoque une dégradation des protéines responsable des lésions et de la destruction des cellules.
3. Le bombardement de l'ADN provoque une dégradation de l'ADN responsable du défaut de réparation des cellules et de la production de nouvelles cellules jeunes.
4. Le bombardement des graisses de la membrane de la cellule provoque une dégradation des graisses responsable de l'arthérosclérose.

indispensable à cette réaction de combustion des aliments et à la production d'énergie. 5 % de l'oxygène respiré se transforme en radicaux libres :

Sucres ou graisses + oxygène respiré
= combustion des aliments = production d'énergie
(ATP) + production de radicaux libres
(déchets de la combustion)

La combustion se déroule plus particulièrement dans de petites particules de la cellule, les mitochondries. Ce sont « les centrales » de production d'énergie. Mais une partie de l'oxygène utilisée pour la combustion échappe à la réaction et donne naissance à un radical libre d'oxygène, molécule instable et réactive.

Une succession d'oxydations dues aux radicaux libres endommage les molécules de la cellule :

— **oxydation des lipides** : elle produit des graisses oxydées et du cholestérol oxydé, toxiques pour la paroi des artères sur lesquelles elles se déposent. Ces graisses oxydées sont à l'origine de l'altération de la paroi artérielle et du processus d'artériosclérose, responsables d'infarctus du myocarde et de certains accidents vasculaires cérébraux ;

— **oxydation des protéines** : toxique pour les cellules et leur membrane, le collagène de la peau, le cartilage des articulations et bien d'autres constituants... Ces protéines oxydées provoquent la dégénérescence des neurones, le vieillissement du cerveau, le développement de certaines maladies dégénératives (maladie d'Alzheimer), certaines affections ophtalmologiques (DMLA) ou ostéo-articulaires comme l'arthrose. L'oxydation et la dégradation des protéines affectent particulièrement le processus de division cellulaire et de renouvellement des cellules, ayant pour conséquence le vieillissement général ;

— **oxydation de l'ADN** : l'ADN altéré ainsi produit est responsable de la dénaturation du message génétique, des troubles de l'immunité et du développement de certains cancers ;

— **oxydation des mitochondries** : elle aboutit à une dégradation et à une destruction des batteries d'énergie et se traduit par une fatigue répétée, signe révélateur du vieillissement.

Les radicaux libres ont une double source de production :

— La production interne, strictement physiologique. La plupart des métabolismes et des fonctions vitales de l'organisme produisent des radicaux libres, normalement éliminés par notre système de défense.

La production de radicaux libres ne devient nocive que lorsqu'elle est excessive et répétitive. C'est le cas avec certains modes de vie et de mauvaise alimentation. L'alimentation hypercalorique, la suralimentation et l'excès de sucre sont les plus importants producteurs de radicaux libres. L'excès de stress, de tabac et de sport intensif également.

Le déficit de notre système de défense et de nettoyage des radicaux libres s'accroît avec l'âge et les personnes âgées sont souvent déficitaires en antioxydants qui éliment les radicaux libres. Ce double déficit – d'une part la production permanente de radicaux libres et d'autres part la diminution du système de nettoyage – rend les cellules plus vulnérables au processus de dégradation.

— La production externe, due principalement à l'exposition solaire et à la lumière, à l'origine d'un processus de photo-oxydation générateur de radicaux libres au niveau de la peau et de l'œil, exposés au soleil et à la lumière. Les rayons X et la radiothérapie sont également producteurs de radicaux libres. La pollution atmosphérique, l'ozone et le dioxyde d'azote sont aussi générateurs de radicaux libres.

Dégradations dues aux radicaux libres

Les conséquences des actions néfastes des radicaux libres concernent l'intégralité des fonctions organiques :

a. Peau en danger : destruction du collagène et du tissu élastique

Apparition des premières rides et des petites taches brunes sur le dos des mains, stigmates du vieillissement. La peau est particulièrement vulnérable aux attaques des radicaux libres. L'irradiation de la peau par les UVA et UVB provenant du rayonnement solaire entraîne la formation cutanée de radicaux libres responsables de la destruction des protéines constituant le collagène et le tissu élastique qui soutiennent la tonicité de la peau. La peau s'atrophie, devient plus sèche et plus mince, elle se plisse facilement et vieillit plus rapidement aux endroits les plus exposés au soleil (visage, cou, mains). Une exposition solaire répétitive entraîne sous l'effet des radicaux libres une dégradation massive qui induit à terme la formation de cancer de la peau. Ce risque cancérigène est aggravé par le fait que l'exposition aux UVB solaires s'accompagne d'une inhibition importante du système cutané de défense contre les radicaux libres. D'où la nécessité de pallier ce déficit et de renforcer le système de défense quand on s'expose au soleil.

b. Artères et athérosclérose : altération des parois des artères

Elles durcissent avec l'âge et perdent leur souplesse. Les radicaux libres jouent un rôle majeur dans le processus de l'athérosclérose et de ses conséquences cardio-vasculaires. Sous leur effet, le cholestérol LDL s'oxyde. Il participe à la formation et au dépôt de plaques d'athérome sur la membrane interne des artères appelée intima. C'est au contact de la plaque d'athérome que peut se former un caillot sanguin (embole), responsable des accidents thrombo-emboliques (caillot qui bouche une artère) se produisant au niveau du cœur, du cerveau, ou des artères des membres inférieurs. Ce processus pathologique est la cause de l'infarctus du myocarde, de l'accident vasculaire cérébral ou de l'artérite des membres inférieurs, fréquente chez le diabétique et le fumeur. D'où la nécessité :

— de surveiller et d'abaisser le taux de cholestérol LDL qui ne doit pas dépasser 1,30 g dans le cadre d'une prévention cardio-vasculaire primaire, et ne pas dépasser 1 g en prévention secondaire chez les personnes ayant déjà eu une pathologie coronarienne ou cardio-vasculaire ;

— de mesurer l'indice ITM (qui traduit le degré de souplesse des artères) à l'écho Doppler des carotides. Un indice élevé et prédictif de risque vasculaire et coronarien.

c. Vieillissement du cerveau et dégénérescence des neurones

Les radicaux libres attaquent et détruisent à la fois les neurones et les récepteurs centraux, zones du cerveau qui reçoivent les messages et ordonnent les réactions appropriées du corps. L'hippocampe, centre de la mémoire, est particulièrement touché, ce qui explique les troubles de la mémoire dus au vieillissement. L'atteinte des différents neurones joue un rôle majeur dans le développement de certaines maladies dégénératives (maladie de Parkinson, maladie d'Alzheimer, sclérose latérale amyotrophique).

— Dans la maladie de Parkinson, les neurones dopaminergiques dégénèrent. Il s'ensuit une baisse de la dopamine dans le cerveau et l'apparition des tremblements et de la raideur qui caractérisent la maladie.

— Dans la maladie d'Alzheimer, bien que l'étiologie de la maladie ne soit pas encore totalement connue, les radicaux libres semblent jouer un rôle important dans la dégénérescence, la mort et la perte des neurones et des systèmes dits cholinergiques, au niveau du cortex et de l'hippocampe. Il en résulte une atteinte de la cognition, de la mémoire et plus tardivement une perte de l'autonomie.

Car le cerveau constitue une cible privilégiée des radicaux libres, du fait de sa richesse en oxygène et de la richesse des membranes en lipides. D'où l'importance du processus dit de péroxydation des lipides qui favorise la dégradation. D'autre part, le système cérébral de défense contre les radicaux libres est plutôt faible compte tenu de son déficit en enzymes de défense. Un autre facteur défavorable est lié à la présence importante de fer dans le cerveau qui favorise la formation de radicaux libres.

d. Articulations et arthrose : destruction du cartilage

L'accumulation des radicaux libres dans les articulations induit un processus dégénératif responsable de l'arthrose. Arthrose qui se manifeste souvent dès la cinquantaine au niveau du cou, des genoux, des doigts, voire de la hanche. Elle est due à la destruction du cartilage par les radicaux libres, laquelle est responsable de la gêne articulaire et de la perte de souplesse de l'articulation. Les radicaux libres induisent également dans les articulations un processus inflammatoire responsable de certaines arthrites aiguës ou chroniques : périarthrite de l'épaule, spondylarthrite ankylosante (inflammation douloureuse et ankylosante des articulations vertébrales). L'oxydation des lipides des articulations, due aux radicaux libres, contribue aux lésions articulaires et aux déformations articulaires qui touchent souvent les doigts des deux mains et qui s'accompagnent de poussées douloureuses et inflammatoires évoluant vers la déformation des doigts.

e. Cataracte et dégénérescence de la macula (DMLA) : dégradation du cristallin et de la rétine

L'œil est constamment soumis à l'exposition de la lumière et du soleil générateur de radicaux libres, eux-mêmes responsables d'une atteinte du cristallin et de la rétine. L'atteinte aboutit à une diminution de transparence du cristallin et, à terme, à la cataracte. L'atteinte de la rétine et plus particulièrement de la macula – centre de la vision – est à l'origine de la dégénérescence de la macula liée à l'âge (DMLA). La DMLA est la première cause de malvoyance après cinquante ans. En France, 1 million de personnes sont atteintes de DMLA, soit 3 000 nouveaux cas par an. La rétine est en effet exposée en permanence à la lumière. La production de radicaux libres dans la rétine est importante d'où la nécessité de porter dans les pays de soleil des verres filtrants pour protéger la rétine de la lumière.

f. Audition en baisse

L'organe de l'audition représenté par la cochlée, située dans l'oreille interne, est également très sensible aux radicaux libres. Une libération excessive de radicaux libres due à des perturbations vasculaires atteint la cochlée et provoque une baisse de l'audition.

g. Mitochondries menacées

Les mitochondries sont des petites structures cellulaires qui produisent à l'intérieur de la cellule l'énergie dont l'organisme a besoin pour fonctionner. Leur dégradation et leur destruction par les radicaux libres sont le facteur déterminant du vieillissement et de la mort des cellules. Les cellules du sujet jeune contiennent naturellement un système enzymatique de défense contre les radicaux libres alors que les cellules du sujet âgé en sont déficientes, ce qui les rend plus vulnérables. Et les cellules vieillissantes produisent à leur tour de dangereux radicaux libres. C'est un cercle vicieux ! Les mitochondries contiennent leur propre ADN, plus vulnérable à la toxicité des radicaux libres que l'ADN de la cellule. Les mitochondries jouent d'autre part un rôle majeur dans la mort des cellules âgées. Ce processus contribue à détruire les cellules lésées et endommagées avant qu'elles ne deviennent cancéreuses. Les mitochondries sont également le lieu de fabrication des hormones dont nous avons besoin pour rester jeune. C'est dans les mitochondries que le cholestérol est transformé en prégnenolone, l'hormone précurseur de la plupart des hormones. Sous l'effet des radicaux libres, les mitochondries endommagées fabriquent moins de prégnenolone, de DHEA, de testostérone et d'œstrogènes. Le déficit hormonal s'ajoute ainsi au déficit d'énergie.

h. Immunité en danger

La dégradation de l'ADN – porteur du message génétique – qui est bombardé en continu par les radicaux libres est responsable du déclin immunitaire et de certains processus cancéreux associés au mauvais vieillissement. D'autre part le déficit en oligoéléments et en antioxydants qui est fréquent chez les personnes âgés affaiblit leur système de défense et accroît le déclin immunitaire.

Comment se défendre contre les radicaux libres ?

Notre organisme est doté d'un système anti-feu, un système de défense et de nettoyage qui permet d'empêcher la formation des radicaux libres, de les piéger et de les éliminer. Ces systèmes de défense se complètent et interviennent de façon successive ou simultanée pour nous protéger contre le processus oxydatif. Quand un système est défaillant, les autres prennent le relais pour « éteindre le feu ».

Le système de défense contre les radicaux libres est double :

— un système de neutralisation (activé par des cofacteurs)

— un système de nettoyage assuré par les antioxydants (qui piègent et éliminent les radicaux libres).

a. Première ligne de défense : l'enzyme superoxyde dismutase SOD

La superoxyde dismutase (SOD) est un enzyme présent et synthétisé dans les mitochondries. Il transforme le radical libre d'oxygène superoxyde, provenant de la combustion des aliments, en eau oxygénée. Pour être menée à bien, cette réaction de défense a besoin de cofacteurs qui activent la réaction, parmi lesquels le zinc, le manganèse et le cuivre.

b. Seconde ligne de défense : l'enzyme glutathion peroxydase GPX

L'eau oxygénée formée dans un premier temps est elle-même instable. Elle est, à son tour, transformée en eau par la seconde ligne de défense. Cette réaction enzymatique a besoin d'activateurs (ou cofacteurs), tels le sélénium et le glutathion réduit qui renforcent l'action des enzymes. En cas de déficit en sélénium ou en glutathion, l'eau oxygénée s'accumule et est transformée en un autre radical libre, le radical hydroxyle, le plus dangereux de tous.

Quand le système enzymatique de défense est déficient ou débordé, les piégeurs de radicaux libres prennent le relais pour piéger et éliminer les radicaux libres.

c. Troisième ligne de défense : les antioxydants, piégeurs de radicaux libres

Certaines vitamines et certains minéraux dits antioxydants jouent un rôle majeur contre l'oxydation due aux radicaux libres : ils piègent les radicaux libres qui ont échappé aux deux premières lignes de défense. Parmi ces antioxydants retenons surtout le rôle de :

— La vitamine E qui joue un rôle prépondérant contre l'oxydation des graisses.

— La vitamine C qui s'oppose à l'oxydation des graisses et à l'oxydation de la vitamine E.

Il existe une synergie d'action entre la vitamine E et la vitamine C.

— La vitamine A ou bêta-carotène joue un rôle prépondérant contre l'oxydation des graisses : c'est l'un des meilleurs protecteurs des membranes cellulaires.

— Le coenzyme Q10, le glutathion, antioxydant majeur et meilleur piégeur des formes oxygénées réactives. Le taux de glutathion diminue dans la cellule avec l'âge, avec la consommation de tabac ou l'excès d'alcool.

Le déficit du système de défense et de nettoyage des radicaux libres est un facteur de vieillissement et de maladie. Les radicaux libres s'accumulent et endommagent les cellules lorsqu'ils ne sont pas régulièrement et simultanément inhibés, détruits et éliminés. C'est ce qui se passe avec le temps. « Le ménage » n'est plus correctement assuré ; « l'aspirateur », vieillissant, aspire moins bien la poussière qui s'accumule. Faute de moyens qui deviennent inefficaces ou manquants, le stress oxydatif l'emporte.

Dans la seconde partie de la vie, la synthèse des enzymes de défense, la SOD superoxyde dismutase et le glutathion peroxydase, est souvent déficiente.

Ce déficit de synthèse est encore aggravé par un déficit fréquent en cofacteurs : principalement en zinc, en sélénium et en glutathion, indispensables à l'activité du système enzymatique de neutralisation des radicaux libres.

Déficit également fréquent chez les personnes âgées, responsable de l'accumulation du radical libre le plus toxique et le plus dangereux, le radical hydroxyle qui altère le cholestérol et dégrade l'immunité.

Le déficit en antioxydants favorise et accentue à son tour le processus oxydatif et dégénératif. Ce déficit est souvent dû à une insuffisance d'apports en antioxydants ou à une demande excessive d'antioxydants due à un trop-plein de radicaux libres accumulés au fil des années. Ainsi, le rôle majeur du sélénium a-t-il été confirmé par les dégradations qui se sont produites dans les populations carencées, en Chine ou à Cuba : neuropathie optique à Cuba dans les années 1990 et cardiopathie en Chine dans les années 1970.

SYSTÈME DE DÉFENSE CONTRE LES RADICAUX LIBRES

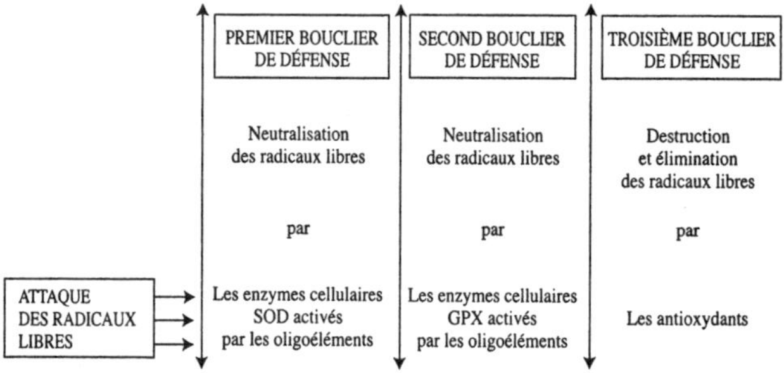

Quand les trois systèmes de défense sont débordés, l'attaque des radicaux libres l'emporte sur la défense et provoque des dégâts cellulaires responsables du vieillissement.

2. LE DÉFICIT HORMONAL

a. Le déficit en DHEA

La DHEA (Dehydroepiandrostérone) est une hormone – plus exactement, un précurseur de nombreuses hormones –, un stéroïde intermédiaire entre la prégnenolone dont elle est issue et les hormones sexuelles – testostérone chez l'homme, œstrogènes chez la femme – dont elle induit la synthèse. C'est l'hormone de la vie et de la « jeunesse ». L'abaissement du taux de DHEA constitue un indicateur biologique du vieillissement de l'organisme. Un taux anormalement bas à soixante-cinq ans serait ainsi prédictif de faible longévité voire de risque de mort prématurée. Inversement, un taux élevé de DHEA est un indicateur de protection contre les troubles de l'âge. La DHEA induit également la sécrétion d'autres hormones parmi lesquelles l'hormone thyroïdienne et l'IGF1, précurseur de l'hormone de croissance et facteur de croissance des tissus. La DHEA est produite par la glande surrénale, qui se trouve sur le pôle supérieur de chaque rein. Elle est sécrétée dans le sang sous forme de sulfate de DHEA, forme active de l'hormone. C'est le taux de sulfate de DHEA qu'il faut doser dans le sang pour apprécier le niveau de DHEA de l'organisme.

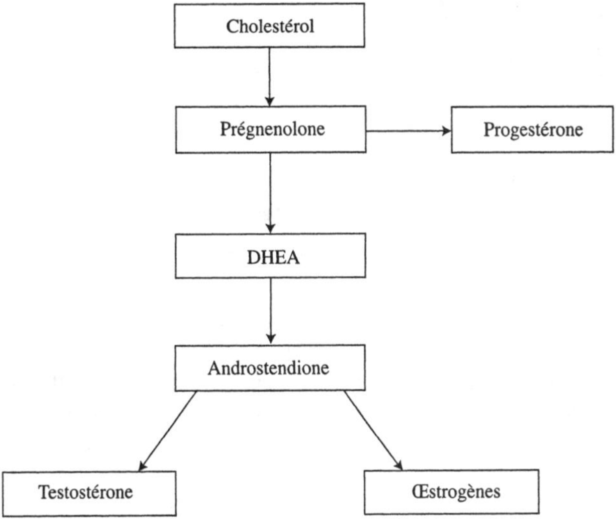

La DHEA est convertie au niveau des organes cibles – testicules ou ovaires –, soit en testostérone, soit en œstrogènes. La sécrétion de DHEA croît à partir de l'âge de sept ans pour atteindre un taux maximal vers vingt-cinq ans. Puis, elle décroît progressivement de 2,3 % à 3,9 % par an, et plus rapidement après cinquante ans.

ÉVOLUTION DU TAUX DE DHEA EN FONCTION DE L'ÂGE

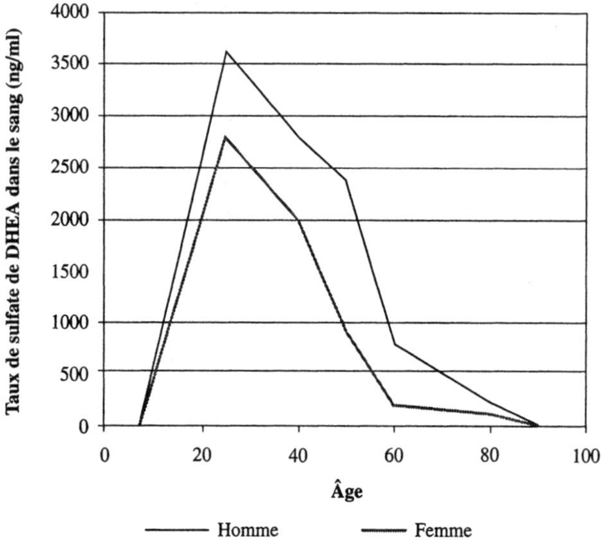

Le taux féminin de DHEA est inférieur de 20 % au taux masculin. Selon une étude INSERM des professeurs Baulieu et Dartigues, la baisse annuelle du taux de DHEA est de 2,3 % chez l'homme et de 3,9 % chez la femme. La DHEA joue, directement ou indirectement par l'intermédiaire des hormones dont elle stimule la synthèse, un rôle important dans le processus de vieillissement. L'évolution dans le temps du taux de DHEA suit fidèlement l'état de jeunesse ou de sénescence de l'individu. Et à un même âge le taux varie d'une personne à l'autre. Le traitement substitutif, qui consiste à ramener le taux de DHEA au niveau correspondant à celui de l'âge de vingt-cinq ans, permet souvent de corriger les troubles de santé dus au vieillissement et de retrouver un certain « état de jeunesse ».

Le déficit en DHEA est en grande partie responsable de nombreux troubles qui accompagnent le mauvais vieillissement :

— Diminution de la masse maigre (masse musculaire et force musculaire).

— Augmentation de la masse grasse et du dépôt de graisses dans les cellules graisseuses de la peau (adipocytes).

— Diminution de l'hydratation de la peau et de la production de sébum.

— Diminution de la densité osseuse.

— Baisse de la libido.

— Baisse des défenses immunitaires (baisse des cytokines et des CD4).

— Baisse du tonus psychologique et de la sensation de bien-être.

— Baisse des capacités mnésiques.

— Apparition de nombreux symptômes révélateurs de l'état de vieillissement général.

La correction de ces différents troubles, observée après correction du déficit hormonal, confirme la relation de cause à effet existant entre la baisse du taux de DHEA et certains symptômes dus au vieillissement.

L'étude comparative du taux de DHEA faite sur nos patients, en complément de leur bilan général de santé, nous en apporte régulièrement la preuve. Ceux qui sont encore en forme et en meilleure santé sont manifestement ceux qui ont un bon taux de DHEA ; et ceux qui accusent des signes généraux de vieillissement et une moindre forme ont un taux souvent bas pour l'âge. Cette condition n'est évidemment pas suffisante mais probablement nécessaire pour ne pas vieillir rapidement.

b. Le déficit en testostérone chez l'homme : Déficit Androgénique Lié à l'Age (DALA)

Dès vingt-cinq ans, la production de l'hormone mâle diminue de 1 % par an. Vers cinquante ans, apparaît souvent un déficit en testostérone appelé déficit androgénique lié à l'âge (ou DALA). Ce déficit est d'autant plus marqué que le niveau de départ était lui-même bas, en fonction probablement de l'hérédité. Contrairement à ce qui se passe chez la femme, le déficit en testostérone n'est que partiel alors qu'à la ménopause le déficit hormonal féminin est presque total, notamment pour la progestérone. L'apparition, après cinquante ans, de difficultés sexuelles, d'une baisse de l'énergie, d'une tendance à la fatigabilité, d'un manque d'élan et de motivation, de troubles du sommeil, d'accès de sudation, voire de bouffées de chaleur ou de flush, d'irritabilité ou d'un trouble de la concentration voire d'un syndrome dépressif doit nous alerter : ce sont les symptômes du déficit androgénique débutant. Si le taux est franchement abaissé, on peut observer une dépilation pubienne progressive et même une diminution de volume des testicules, une diminution du volume de l'éjaculat, un espacement des rapports sexuels et une baisse de fréquence des érections spontanées nocturnes ou matinales. Ce qui ne rassure pas l'« ego masculin ».

La correction du déficit hormonal permet de maîtriser la symptomatologie et de ralentir le processus du vieillissement. Mais la prudence s'impose en matière de traitement hormonal et exige des bilans prostatiques tous les six mois, durant le traitement hormonal substitutif en testostérone. Le cancer de la prostate qui est hormonodépendant constitue une contre-indication formelle au traitement. Alors que l'adénome de la prostate – augmentation bénigne du volume de la prostate – ne l'est pas. Les études confirment que l'hormonothérapie ne crée pas le cancer mais peut, en revanche, le faire évoluer rapidement quand il est déjà installé. Précisons que cette hormonothérapie masculine est plutôt protectrice au plan cardio-vasculaire car elle permet d'obtenir une diminution de la masse grasse au profit de la masse musculaire et une diminution du mauvais cholestérol. Sept millions d'hommes ont aujourd'hui entre cinquante et soixante-quatorze ans et 50 % d'entre eux – soit près de trois millions d'hommes – pourraient aujourd'hui souffrir d'un déficit androgénique lié à l'âge.

c. Le déficit en œstrogènes chez la femme : la ménopause

La ménopause constitue une période critique et une phase de transformation. C'est un facteur incontestable de vieillissement. Privée totalement de progestérone et presque totalement d'œstrogènes, la femme ménopausée est exposée aux conséquences organiques du déficit hormonal :

— *l'os* : le déficit hormonal en œstrogène induit le processus d'ostéoporose et de fragilisation des os qui expose aux fractures, aux tassements des vertèbres. Simultanément la taille diminue d'une année sur l'autre, d'où la nécessité de faire régulièrement un contrôle (densitométrie osseuse) pour dépister le processus d'ostéoporose. Le traitement hormonal substitutif qui permet de corriger le déficit hormonal est un facteur de protection de l'os contre l'ostéoporose ;

— *la peau* : le déficit en œstrogènes est responsable du vieillissement de la peau. Elle devient plus sèche, plus mince et se plisse plus facilement. Les rides apparaissent et se creusent. Le tissu élastique qui soutient la peau et le collagène devient plus lâche. Le traitement hormonal substitutif féminin comme le traitement substitutif par la DHEA permettent d'obtenir des effets protecteurs sur la peau ;

— *le cerveau* : l'absence d'œstrogènes favoriserait le vieillissement cérébral et peut-être même le risque de la maladie d'Alzheimer ;

— *le système cardio-vasculaire* : privée de l'effet protecteur des œstrogènes, la femme ménopausée et non traitée se retrouve exposée au même risque cardio-vasculaire que l'homme.

d. Le déficit en hormone de croissance et en IGF1

Sécrétée au niveau de la glande hypophyse, à la base du cerveau, cette hormone joue un rôle important durant la période de croissance où elle est produite en grande quantité. Son déficit ou son absence de sécrétion durant l'enfance est responsable du retard de croissance et de certains nanismes. *A contrario*, l'excès de sécrétion est responsable du gigantisme et de l'acromégalie. L'hormone de croissance atteint son pic de production vers l'âge de vingt ans puis elle décroît. À l'âge adulte, la sécrétion de l'hormone diminue progressivement et plus fortement dans le dernier quart de l'existence. La croissance terminée, elle continue d'avoir une action non pas sur la croissance des os mais sur la croissance des cellules, des tissus des muscles et des organes, par l'intermédiaire d'un messager cellulaire appelé IGF1 qui déclenche à son tour les mécanismes de croissance des cellules qui vont se diviser, se multiplier et grossir. Une diminution de production de l'IGF1 provoque une diminution de production de nouvelles cellules, une diminution de croissance des cellules, et donc des tissus des muscles et de certains organes. Ce processus génère une diminution de la masse musculaire, une augmentation de la masse grasse du corps et la baisse des performances physiques et cognitives. La production cellulaire de l'IGF1 est elle-même influencée par le taux d'insuline. Le taux d'IGF1 augmente quand le taux d'insuline croît. C'est ce qui se produit fortement dans les vingt premières années de la vie où le taux d'insuline est élevé, lié à une grande consommation de sucre. Dans la deuxième moitié de la vie, et encore plus dans le dernier quart, il se produit l'inverse : le taux d'insuline s'élève dans le sang de façon chronique. Cet excès d'insuline agit directement sur l'hypophyse et sur la production de l'hormone de croissance qui diminue alors fortement. D'où la nécessité de maîtriser la sécrétion d'insuline et de la maintenir à un niveau peu élevé pour ne pas neutraliser la sécrétion de l'hormone de croissance et obtenir une bonne croissance cellulaire et tissulaire ainsi qu'un bon développement musculaire. L'excès de masse grasse corporelle est également un facteur de diminution de sécrétion de l'hormone de croissance. Inversement une diminution de la masse grasse à l'âge adulte est un facteur de protection. D'où la nécessité de réduire l'indice de masse corporelle (IMC). Le calcul de l'indice IMC est un bon indicateur du surpoids et de l'obésité, et un bon moyen de surveillance de la masse grasse de l'organisme. Notons qu'aujourd'hui on compte près de 5 millions de Français obèses et que le nombre d'enfants obèses a doublé ces dix dernières années. Après quarante-cinq ans, un Français sur deux présente manifestement un surpoids et donc un excès de masse grasse.

e. Le déficit en prégnenolone

La prégnenolone est produite essentiellement dans les glandes surrénales – comme beaucoup d'hormones – mais également, en plus petite quantité, au niveau du foie, du cerveau, des testicules, des ovaires et de la peau. Elle est synthétisée dans les mitochondries à partir du cholestérol. La prégnenolone est une hormone importante : elle est le précurseur des hormones dites stéroïdes, parmi lesquelles la DHEA, la testostérone, les œstrogènes et la progestérone. Autant d'hormones vitales. Son déficit entraîne indirectement un déficit des autres hormones. Le taux de prégnenolone diminue avec l'âge, au niveau du cerveau et plus particulièrement au niveau du centre de la mémoire, l'hippocampe. D'où les difficultés de mémorisation qui apparaissent avec le vieillissement. L'état dépressif des personnes âgées serait également favorisé par le déficit en prégnenolone qui agit au niveau des récepteurs cérébraux régulateurs de l'humeur. La prégnenolone aurait également un effet anti-cortisol dont le taux augmente avec l'âge et le stress chronique. Le déficit en prégnenolone favorise indirectement l'accumulation de cortisol et ses effets délétères sur la santé et le vieillissement. Une supplémentation en prégnenolone permet de neutraliser l'excès de cortisol.

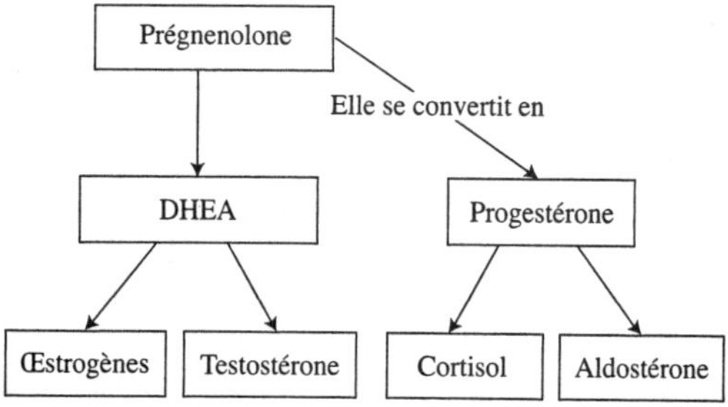

ÊTES-VOUS DÉFICITAIRE EN HORMONES ?

Vous êtes déficitaire en testostérone :

• Quand votre activité sexuelle devient moins satisfaisante et plus espacée.

• Et quand l'érection s'affaiblit.

Déficit à confirmer par l'analyse de sang et le dosage de la testostérone bio-disponible.

Vous êtes déficitaire en DHEA :

• Quand vous vous sentez vieillir physiquement et psychologiquement.

• Quand votre énergie décline, non réparée par le repos.

• Et quand vos muscles s'atrophient au détriment de la graisse.

Déficit à confirmer par l'analyse de sang et le dosage du sulfate de DHEA.

Vous êtes déficitaire en œstrogènes :

• Quand vos règles deviennent plus espacées et moins abondantes avant la ménopause.

• Et quand votre ménopause est accompagnée de :

— bouffées de chaleur
— transpiration
— irritabilité
— déprime

Déficit à confirmer par l'analyse de sang et le dosage d'œstrogènes.

Vous êtes défiticaire en hormones thyroïdiennes :

• Quand vous prenez anormalement du poids.

• Quand vous accusez un ralentissement psychomoteur.

• Quand vous devenez plus frileux.

• Quand vos cheveux et vos ongles deviennent plus cassants.

Déficit à confirmer par l'analyse de sang et le dosage des hormones thyroïdiennes.

3. L'ennemi est dans l'assiette Mauvaise alimentation ? Mauvais vieillissement !

Notre pire ennemi est dans l'assiette : les excès alimentaires jouent un rôle particulièrement néfaste dans le processus de vieillissement. Mal manger, c'est à la fois mal vieillir et vieillir plus vite. C'est parfois même prendre le risque d'une disparition prématurée. La mauvaise alimentation hypercalorique, riche en mauvais sucres et en mauvaises graisses, favorise les maladies et participe de la dégradation de notre santé. Or, nous avons une réelle latitude d'intervention, fondée sur notre connaissance des dangers alimentaires et sur notre volonté personnelle de les combattre... ou de les laisser nous détruire.

Certains modes de consommation précipitent des civilisations entières vers le déclin et constitueront demain des enjeux qui dépassent le seul cadre diététique. La compulsion des comportements alimentaires, l'aveuglement des producteurs comme des consommateurs face à ces dangers, une culture de consommation qui encourage la surdose sans limite plutôt que le discernement non dénué de plaisir... tout concourt à ce que l'assiette devienne l'un des foyers principaux des menaces vitales. Pourtant, la seule observation des faits devrait nous conduire à adopter des comportements exactement inverses à ceux aujourd'hui constatés et qui, par exemple, font de l'obésité un fléau grandissant : si la longévité a augmenté de trente ans au cours du XXe siècle, cela est dû, en grande partie, à la restriction de la ration calorique journalière, passée progressivement de 4 500 calories à une moyenne de 2 600 calories quotidiennes. On semble l'oublier ; et on pèche aujourd'hui par trop de déséquilibre nutritionnel. Et on en paiera le prix demain !

LES DANGERS DE LA SURALIMENTATION ET DU SURPOIDS

La différence de longévité entre l'homme et la femme serait en partie favorisée par la différence de calories consommées. Le surpoids et l'obésité sont la conséquence de la suralimentation et de l'excès de calories mais aussi de l'insuffisance de « dépenses » caloriques. Ils constituent aujourd'hui un enjeu crucial de santé publique : plus de 5 millions de Français adultes sont aujourd'hui obèses et plus de 14 millions ont un surpoids. Après quarante-cinq ans, une personne sur deux présente un surpoids. 40 % de la population de plus de quinze ans est aujourd'hui en surpoids ou obèse (contre 37 % en 1997). Toutes les tranches d'âges et toutes les catégories sociales sont touchées : un enfant sur vingt-cinq est obèse et un sur cinq (entre cinq et dix ans) en surpoids. La prévalence de l'obésité a augmenté de 37,8 % en six ans. En 2020, un enfant sur quatre sera obèse. Aux États-Unis, l'obésité, première cause de mortalité, tue 400 000 personnes par an. 10 % des obèses souffrent de diabète gras – contre 2 % qui n'ont pas de surpoids – et 46 % des obèses souffrent d'hypertension artérielle – contre 13 % des personnes qui ont un poids normal. Ces chiffres devraient nous amener à nous interroger sur le contenu de notre assiette.

Des expériences faites sur les animaux de laboratoire confirment que la réduction de la ration calorique s'accompagne d'un allongement notable de la durée de vie. Ces animaux (singes, poissons), soumis à une restriction calorique de 30 à 40 %, connaissent un gain de longévité de plus de 40 % par rapport aux animaux dont la nourriture n'a pas été réduite. L'extrapolation à l'homme est en cours de confirmation.

À Los Angeles, le professeur Roy Walford est le père de la restriction calorique chez l'homme. Âgé de soixante-seize ans, il s'est astreint depuis quelques années à une ration calorique quotidienne de moins de 1 800 calories. Il espère ainsi gagner des années de vie. Selon lui, le bénéfice de la restriction calorique est d'autant plus grand qu'il est entrepris tôt : ceux qui commencent dès vingt ans et qui réduisent leur ration calorique de 20 % pourraient atteindre cent quarante ans. Des Américains poursuivent cette expérience avec une ration calorique plus restrictive encore. Mais quel intérêt de vivre si vieux au prix d'une vie asociale, faite de privations, de frustrations et d'un état de déprime et de maigreur repoussant ?

La solution n'est certainement pas dans les extrêmes mais dans une réduction raisonnable des calories consommées. Manger moins et, surtout, manger mieux ! L'excès de calories consommées s'accompagne automatiquement de combustion d'aliments, de consommation d'oxygène pour brûler ces aliments et donc d'une production de radicaux libres, déchets de cette combustion et principaux responsables de l'accélération du vieillissement et du processus de corrosion et d'usure de l'organisme.

Suralimentation = Excès de combustion
Excès de production d'énergie
Excès de production de radicaux libres
Excès d'oxydation et de stress oxydatif
Usure prématurée

L'EXCÈS DE SUCRES, BONS ET MAUVAIS

La consommation de sucre est passée en France de 16 kilos par an et par habitant en 1900 à plus de 35 kilos en 1994. La tentation du sucré est de plus en plus grande, par gourmandise et facilité. Or, les sucres constituent le principal fournisseur de calories. Nous en abusons quantitativement et qualitativement, au détriment des protéines qui sont indispensables à l'équilibre alimentaire. L'excès de sucre ne se limite pas au sucre à proprement parler, mais à tous les hydrates de carbone – tous les aliments et composés alimentaires industriels qui contiennent des glucides. On trouve aujourd'hui trop de sucre dans les produits du commerce (les boissons, les sodas, les biscuits, les confiseries...). Une étude récente attire notre attention sur l'utilisation abusive du sirop de glucose pour sucrer les aliments industriels. L'augmentation importante et récente de son utilisation est en grande partie responsable de la fréquence de l'obésité.

L'excès de sucres et plus particulièrement de mauvais sucres (dits raffinés) est un générateur de radicaux libres et de réactions de glycation, deux facteurs responsables du processus dégénératif et du vieillissement prématuré. Les sucres raffinés sont des sucres rapides, simples, solubles, rapidement assimilables et qui passent dans le sang en quelques minutes. Par opposition aux sucres non raffinés, complexes, lents, insolubles, lentement assimilables. Plus que l'excès de consommation de graisses, c'est par-là que nous péchons davantage et c'est de là que viennent les risques. L'excès de sucres dans notre alimentation est synonyme d'un excès de combustion et donc d'un excès de consommation d'oxygène et de production de radicaux libres, responsable du stress oxydatif et du vieillissement.

Les sucres lents produisent quantitativement moins de radicaux libres que les sucres rapides dont la combustion est plus rapide. Notre alimentation est d'autre part déséquilibrée au détriment des protéines qui sont indispensables pour ralentir l'absorption des sucres et la sécrétion d'insuline. L'excès de sucre, consommé au-delà de nos besoins, a pour autre inconvénient d'être transformé et stocké sous forme de graisses appelées triglycérides, qui favorisent l'obésité et induisent un processus dit d'insulino-résistance, dangereux pour la santé. Cet abus alimentaire doit être pris en charge dès la petite enfance. Car nos habitudes se sont dégradées : nous avons délaissé les protéines et les bons sucres – légumes, fruits et féculents complexes, céréales complètes – au profit de mauvais sucres, de farineux raffinés et d'aliments sucrés qui sont certes plus faciles et plus agréables à consommer mais insidieusement nocifs pour notre santé. Ceci s'accompagne d'un accroissement du nombre de diabètes dits de la maturité, fléau qui touche les personnes de plus de quarante ans présentant un surpoids. Le diabète de la maturité dit « non insulino-dépendant » est différent du diabète « insulino-dépendant » qui débute dès le jeune âge et qui est dû à un défaut de sécrétion d'insuline. Cela concerne près de 3 millions de diabétiques en France dont 600 000 méconnaissent leur maladie, silencieuse pendant plusieurs années, parfois dix ans. La coïncidence n'est pas due au hasard. La relation entre une consommation excessive de sucres et le risque de diabète est très étroite, plus encore quand il s'agit d'un terrain prédisposé (hérédité familiale).

Dans le Maghreb où l'on consomme du thé très sucré, des gâteaux, du miel, des farineux blancs comme le couscous au Maroc, ou le riz blanc en Libye, le diabète de la maturité est très fréquent, responsable d'importantes complications cardio-vasculaires (infarctus du myocarde, artérite des membres inférieurs) et de mortalité prématurée. En Afrique Noire, le diabète, très fréquent, est probablement favorisé par la consommation excessive de jus de fruit, de fruits trop sucrés (banane, ananas) et de féculents riches en sucres rapides (patate douce). En Chine et en Inde, la consommation excessive de riz blanc s'est également accompagnée d'un accroissement du nombre de diabétiques. Aux États-Unis, la progression dramatique du nombre d'obèses et de diabétiques est à la fois due à la consommation excessive de sucres raffinés et à l'excès de graisses contenues dans les aliments. L'association sucre et graisse en excès est désastreuse pour le poids et la santé. Dans une ration alimentaire équilibrée, 55 % des calories doivent être apportées par les sucres mais de préférence par des sucres lents.

Un repas équilibré doit comporter :
55 % de calories apportées par de bons sucres
15 % de calories apportées par de bonnes protéines
30 % des calories apportées par de bonnes graisses
(moins quand on doit perdre du poids)

L'EXCÈS CHRONIQUE DE SÉCRÉTION D'INSULINE : CLEF DE VOÛTE DU VIEILLISSEMENT

Cet excès est le facteur causal de l'obésité, du diabète de la maturité et de maladies cardio-vasculaires. Sécrétée par le pancréas, l'insuline est une hormone indispensable à la vie et à la régulation du taux de sucre dans le sang. Son rôle est essentiel dans l'utilisation et le métabolisme des sucres consommés, principale source d'énergie et carburant nécessaire à l'activité de notre cerveau, de nos muscles et de nos cellules. Quand l'insuline n'arrive pas à pénétrer dans la cellule, du fait d'une insulino-résistance – résistance de la membrane cellulaire à la pénétration de l'insuline –, nos cellules se trouvent dans l'incapacité d'utiliser le sucre circulant dans le sang et donc de produire de l'énergie. L'insuline non utilisée s'accumule et le sucre non utilisé par la cellule s'accumule également dans le sang et provoque diabète de la maturité et formation de complexes toxiques, les AGE. Un contrôle quantitatif et qualitatif des sucres consommés s'impose donc. L'insulino-résistance apparaît souvent avec l'âge et se développe surtout chez les personnes qui ont une masse grasse importante, obèses ou en surpoids.

Cet excès d'insuline induit :

— un stockage des graisses dû à la transformation du surplus de calories et de sucres en graisses de réserve que l'on retrouve dans tous les tissus, souvent au niveau des hanches chez la femme et du ventre chez l'homme ;

— une diminution de production de l'hormone de croissance et du médiateur tissulaire IGF1 : l'excès chronique d'insuline affecte la glande hypophyse qui sécrète l'hormone de croissance ;

— une baisse de L. carnitine, acide aminé indispensable au transport des graisses vers les mitochondries où elles sont brûlées et transformées en énergie. Par manque de L. carnitine, les graisses ne sont plus transportées et s'accumulent dans les tissus, au niveau des hanches ou du ventre.

L'excès chronique d'insuline dans le sang nous fait donc grossir et vieillir à la fois. La plupart des êtres humains réagissent fortement à l'absorption des sucres par une forte sécrétion d'insuline. Toutes les calories que nous consommons au-delà de nos besoins physiologiques et qui ne sont pas utilisées par une activité physique sont stockées en graisses de réserve qui ne peuvent être mobilisées et réutilisées pour une production d'énergie que si le taux d'insuline est bas. Ce pour quoi les régimes amaigrissants ne peuvent être efficaces que s'ils s'accompagnent impérativement d'une réduction de consommation de sucres et plus précisément de sucres rapides. Condition essentielle pour réduire le taux d'insuline et pour faire fondre les graisses. L'introduction relativement récente des sucres rapides dans notre alimentation, aux dépens des légumes et des protéines maigres, aurait génétiquement provoqué notre sensibilité accrue à la sécrétion réactionnelle et excessive de l'insuline. Un facteur prédictif de vieillissement prématuré et de risque cardio-vasculaire.

Il existe, par ailleurs, un rapport entre le taux d'insuline et le taux de glucagon, hormone qui libère le sucre stocké dans le foie et dans les muscles pour alimenter notre cerveau en carburant immédiatement disponible. Ce faisant, cette sécrétion donne une sensation de satiété. Quand le taux d'insuline augmente, le taux de glucagon baisse. Et inversement. Or le glucagon est sécrété quand nous consommons des protéines – viandes, poissons ou des fromages maigres. Il s'agit donc de consommer une quantité suffisante de protéines pour provoquer une sécrétion de glucagon, induire une diminution de la sécrétion d'insuline et donc une diminution de la sensation de faim.

La prévention du vieillissement passe obligatoirement par une maîtrise de la sécrétion d'insuline.

L'EXCÈS DE GRAISSES

Nous avons besoin de consommer une certaine quantité de graisses à chaque repas : 30 % de l'apport calorique total. Mais de bonnes graisses, indispensables à la synthèse des hormones et à la structure lipidique du cerveau et des membranes cellulaires : huile d'olive, huile de colza, graisse de saumon par exemple. En revanche, les mauvaises graisses sont nocives car elles s'oxydent facilement au contact des radicaux libres et encrassent les cellules de nos artères en favorisant l'artériosclérose, les maladies cardio-vasculaires, le processus dégénératif et le vieillissement. Ce sont essentiellement les graisses saturées d'origine animale, contenues dans les laitages gras, le jaune d'œuf, les viandes grasses (surtout les viandes rouges et les charcuteries). Il faut également se méfier des graisses TRANS, créées par l'industrie alimentaire pour hydrogéner et solidifier les graisses liquides (margarines) ou utilisées pour stabiliser le produit alimentaire et lui donner bon goût. Il faut savoir décrypter la composition des préparations industrielles et de certaines margarines : si elles sont hydrogénées, danger. Enfin, l'acide arachidonique, contenu dans la viande rouge grasse, le jaune d'œuf et les abats, est également dangereux.

LA GLYCATION, PRODUCTRICE DES AGE NÉFASTES

Au contact du sucre circulant dans le sang, des protéines et des lipides de notre organisme mais aussi de l'ADN des cellules, il se produit une réaction chimique, la glycation. Elle aboutit à la formation de complexes sucres protéines et de complexes sucres lipides, appelés AGE (produits de glycation avancée), toxiques et corrosifs. Il s'agit d'une réaction qui se fait spontanément, sans l'aide d'enzymes, et lentement, par étapes successives étalées sur plusieurs semaines. Au terme de ces réactions en chaîne, les molécules d'AGE deviennent des substances irréversibles qui altèrent, dégradent et dénaturent l'ADN, les protéines et les lipides des tissus et des organes. L'accumulation de ces AGE entraîne des lésions importantes responsables de l'accélération du vieillissement et d'un grand nombre de pathologies.

C'est ce qui se produit par exemple chez le diabétique. Le simple contact du sucre en excès avec les protéines et les lipides de la paroi des artères est à l'origine de complications dégénératives du diabète :

— complications à l'origine de la rétinopathie diabétique, conduisant parfois à la cécité ;

— complications à l'origine de la néphropathie diabétique, favorisant l'insuffisance rénale ;

— complications cardio-vasculaires à l'origine de l'artérite des membres inférieurs – provoquant parfois la gangrène et nécessitant l'amputation – ou à l'origine de l'atteinte des coronaires – cause d'infarctus du myocarde, fréquent chez les diabétiques.

D'où la nécessité de normaliser le taux de sucre chez le diabétique pour prévenir et réduire le processus de glycation.

Le collagène, très riche en protéines, est l'une de ses cibles privilégiées. 25 % de nos protéines sont constituées de collagène, principal constituant de la peau, du cristallin, de la paroi des vaisseaux, des ligaments, des ménisques, des cartilages articulaires et de bien d'autres tissus et organes. Le processus de glycation au niveau du collagène de la peau est à l'origine du vieillissement de la peau qui perd son élasticité et devient plus rigide. Le processus de glycation au niveau du collagène des articulations aboutit à la destruction des ménisques, du cartilage et à la perte de la mobilité articulaire. Le processus de glycation au niveau du cristallin favorise l'opacification du cristallin et le développement de la cataracte. Et le processus de glycation au niveau de la paroi des vaisseaux est à l'origine de l'athérosclérose, de l'épaississement de la paroi des vaisseaux et de nombreuses complications vasculaires qui peuvent toucher n'importe quel organe.

La cuisson du sucre avec des protéines ou des graisses provoque également une glycation et une production d'AGE toxiques. La haute température de cuisson accélère ces réactions. Il faut donc privilégier une cuisson lente, à faible température. La caramélisation des gâteaux et de certains mets par adjonction de miel ou d'alcool, le brunissement des viandes sont également productrices d'AGE. Attention donc à certains mélanges culinaires, plus encore quand ils sont cuits à haute température :

— mélange « sucre + protéines » : viandes, poissons, poulets mélangés à des farineux : escalope panée, poisson pané...

— mélange « sucre + graisses » : crème pâtissière, gâteaux, flan caramélisé, pâtisseries dorées, viennoiseries, bananes flambées, crêpes flambées, gratins, viandes dorées, etc. La combinaison du processus de glycation – producteur d'AGE – et du processus d'oxydation – producteur de radicaux libres – est un « mélange explosif » toxique, à l'origine de la plupart des processus pathologiques.

Aliments accélérateurs du vieillissement

Les mauvais sucres

Ceux qui produisent trop de calories, trop de radicaux libres et une sécrétion excessive et rapide d'insuline.

Ce sont des sucres dits à indice glycémique et insulinique élevé.

— Le sucre en général.

— Le sirop d'érable.

— Les sirops de fruits.

— Les boissons sucrées, limonades.

— Le miel.

— Les confitures en général sauf les confitures faites de fruits sans addition de sucre.

— Les jus de fruits et encore plus quand ils sont additionnés de sucre à consommer en petite quantité et à remplacer par le fruit entier.

— Les fruits trop sucrés à consommer en petite quantité et de préférence après un repas équilibré où il y a des protéines.

- Bananes
- Raisins

• Ananas
• Mangue
• Melon trop sucré
• Cerises
• Et autres fruits trop sucrés

Attention aux salades de fruits, compotes de fruits sucré et compotes additionnées de sucre.

— Les fruits secs.
• Dattes
• Bananes séchées
• Pruneaux séchés
• Raisins secs

— Glaces et desserts industriels.

— Laitages et yaourts additionnés de sucre et de fruits sucrés.

— Gâteaux.

— Confiseries.

— Viennoiseries.

— Pâtisseries.

— Les farineux blancs en général.
• Céréales blanches :

– pain blanc, biscotte blanche, pain de mie blanc

– pain blanc en tranches

– pita, pizza

– maïs pop corn

– céréales blanches du petit déjeuner et encore plus quand elles sont additionnées de sucre et de miel et de fruits secs sucrés

– couscous blanc, flocon d'avoine précuit

– pâtes blanches
• Riz blanc
• Pommes de terre, frites, purée de pommes de terre

Les féculents : lentilles, pois chiches, haricots blancs sont par contre des sucres lents à consommer toutefois en quantité modérée.

— Certains légumes : carottes, betteraves.

— Sucres cachés dans certaines préparations industrielles.

— Alcool : bières, apéritifs, vins, à consommer en petite quantité.

Nous avons essentiellement besoin de bons sucres.

Ceux qui produisent ni trop de calories ni trop de radicaux libres ni trop d'insuline par opposition aux mauvais sucres.

Les mauvaises graisses

Les graisses saturées, les graisses trans et l'acide arachidonique.

Dangereux au plan cardio-vasculaire.

— Les laitages gras, riches en graisses saturées.

- beurre
- fromages gras
- crème fraîche

— Les margarines hydrogénées, riches en graisses trans.

— Le jaune d'œuf, riche en graisses saturées et en acide arachidonique, graisse la plus dangereuse.

— Les graisses animales, riches en graisses saturées.

• Viandes rouges : bœuf, agneau, saucisson, saucisses, rillettes, lard, boudin, charcuteries, pâtés de foie, foie gras et pâté d'oie.

• Abats : riches en acide arachidonique.

— Fritures.

— Huiles d'arachide, de palme (huile pressée à chaud).

— Les graisses cachées dans les préparations industrielles.

4. Le stress ? Du bon et du mauvais...

LE STRESS VIEILLIT, MAIS PAS SEULEMENT...

Le mode de vie constitue un facteur de vieillissement et de maladie. Et en premier lieu, l'excès de stress et de sécrétion de cortisol qui en découle. Le stress fait vieillir. Une épreuve difficile, un deuil, une faillite, un chômage, une séparation, une situation humiliante ou contraignante prolongée, un changement de vie brutal et inattendu, une agression insidieuse et de petits conflits quotidiens nous usent. À petit feu. C'est aussi une réalité biologique qui se traduit par une sécrétion permanente des hormones du stress, parmi lesquelles le cortisol, parfois baptisé « hormone de la mort ». Par opposition à la DHEA, dite « hormone de la vie ».

Pour Hans Selyé, « l'homme doit apprendre à s'adapter et à gérer son stress, sinon il sera voué à l'échec, à la maladie et à la mort ». Cette mise en garde est toujours d'actualité dans nos sociétés, où tout est sujet à compétition et où la demande d'adaptation immédiate est permanente.

Contrairement au bon stress, stimulateur et gratifiant, facteur d'éveil, d'épanouissement et de rajeunissement, le mauvais stress, celui de la mauvaise adaptation, nous agresse au quotidien et nous épuise.

Le stress n'est rien d'autre qu'un processus d'adaptation qui exige une dépense d'énergie d'adaptation, faisant intervenir plusieurs mécanismes psychologiques, biologiques et hormonaux. Quand le mauvais stress devient répétitif, les dépenses s'additionnent et notre capital d'énergie s'épuise ; comme un compte en banque qui devient débiteur, interdisant au titulaire du compte toute dépense complémentaire. On arrive alors à la phase d'épuisement, le « burn out » : l'organisme est biologiquement, physiquement et psychologiquement épuisé ; il devient incapable de s'adapter à la moindre difficulté. Une phase de fragilité, terrain propice aux ennuis de santé.

Le capital d'énergie et le pouvoir d'adaptation constituent un capital théorique, génétiquement programmé : une donnée inégale selon les individus. Certains naissent avec un « bon capital » – un bon compte en banque – ou se sont « enrichis », grâce à des expériences favorables, vécues dans l'enfance et l'adolescence, facilement reproductibles à l'âge adulte sans effort d'adaptation. D'autres sont moins bien lotis, plus « pauvres » et plus fragiles psychologiquement et biologiquement, ayant subi dans leurs histoires personnelles des expériences d'adaptation médiocres ou sans réussite. Leur adaptation au stress sera plus laborieuse et rapidement épuisante.

Certaines façons de vivre sont plus usantes que d'autres et rajoutent à cette inégalité. Un jour ou l'autre, on paie médicalement la « facture », parce qu'on a trop « dépensé » et parce qu'on a outrepassé ses limites physiologiques : boulimiques du pouvoir, du challenge, de la réussite ; « accros » du stress toujours en action ou en compétition avec les autres comme avec eux-mêmes... Ils se brûlent jusqu'à la phase d'épuisement (burn out) qui leur rappelle violemment les limites. À ce stade, le simple repos ne sera plus suffisant pour récupérer ou recharger des « batteries » épuisées. La situation est biologiquement plus sérieuse.

UN PROCESSUS SOURNOIS

Attention aux dépenses excessives des stress aigus – qui nous mettent à découvert – mais aussi aux dépenses quotidiennes des petits stress de la vie. Il est plus dangereux de subir tout le temps que de souffrir un bon coup. C'est pour cela qu'il est des vies douces qui font un visage lisse et des vies plus rudes qui s'inscrivent en rides profondes et prématurées sur un visage marqué par les épreuves de la vie. Méfions-nous de l'usure insignifiante, celle du stress chronique, de la petite agression psychologique ou émotionnelle qui se répète et entraîne une sécrétion permanente de cortisol. Et méfions-nous aussi de toutes les situations qui perdurent et qui ne nous apportent ni satisfaction ni reconnaissance. Chaque stress laisse une cicatrice biologique irréversible, résultant de l'accumulation dans nos tissus de déchets métaboliques qui encrassent la peau, les artères, les neurones, les articulations. Il faut savoir être économe et ne pas vivre biologiquement au-dessus de ses moyens ; gérer son stress pour sauvegarder son capital de jeunesse. L'usure du stress est biologiquement liée à la dépense d'énergie nécessaire à chaque adaptation mais aussi aux hormones du stress sécrétées en excès, adrénaline et cortisol.

L'adrénaline

L'adrénaline est une hormone sécrétée par la partie centrale des glandes surrénales, situées au pôle supérieur de chaque rein. Elle est également sécrétée au niveau des terminaisons nerveuses du système sympathique qui innerve le cœur, les vaisseaux et la plupart des organes. L'adrénaline sécrétée lors du stress est indispensable à la réaction d'adaptation. C'est l'hormone de l'urgence. Elle provoque une réaction d'éveil et fournit immédiatement à l'organisme l'énergie dont il a besoin pour fuir ou combattre une situation stressante en libérant le sucre stocké dans le foie et les acides gras. L'adrénaline possède également une action cardio-vasculaire : elle augmente le débit cardiaque indispensable à une meilleure irrigation et oxygénation des organes, des muscles et des tissus.

Néanmoins, cette sécrétion d'adrénaline n'est pas toujours bénéfique quand le stress est violent ou répétitif. Personne ne sous-estime alors les menaces sur le cœur et les artères. L'adrénaline provoque une vasoconstriction – rétrécissement – des artères, un abaissement du cholestérol protecteur HDL, une production excessive d'acides gras et une agrégation des plaquettes qui favorisent la coagulation du sang, la formation de caillots et la thrombose des artères, cause d'accident vasculaire. Les exemples d'infarctus du myocarde apparus après un stress important ne manquent pas. L'hypertension artérielle n'est pas non plus étrangère à la sécrétion d'adrénaline, de même que les troubles du rythme cardiaque.

Les effets délétères de l'adrénaline sont particulièrement marqués chez des personnes de profil psychologique dit A : des sujets plutôt dominateurs, perfectionnistes, réactifs, souvent extravertis voire agressifs ou obsessionnels, toujours pressés et vivant sous pression. Ces sujets sollicitent davantage le système sympathique et la sécrétion d'adrénaline et s'exposent donc, plus que d'autres, aux complications cardio-vasculaires.

Outre la fuite de magnésium et de potassium contenus dans le myocarde (muscle cardiaque), le stress provoque également la fuite de zinc et de sélénium indispensables au système de neutralisation des radicaux libres. L'adrénaline favorise la fuite du chrome dont le déficit génère l'insulino-résistance des membranes cellulaires et donc le déséquilibre glycémique.

Le cortisol

Contrairement à l'adrénaline, hormone de l'urgence et du stress aigu, le cortisol est l'hormone du stress chronique et sournois. La sécrétion de cortisol prédomine dans les situations qui nous échappent, celles où on se trouve insatisfait, déçu, soumis et dominé. C'est le stress le plus fréquent et le plus dangereux, responsable du vieillissement à petite dose.

Le cortisol (ou hydrocortisone) est sécrété par la glande surrénale, près du lieu de sécrétion de la DHEA. Curieusement, la vie et la mort se juxtaposent anatomiquement. Néanmoins, la sécrétion de cortisol est, comme celle de l'adrénaline, indispensable à la vie et à la réaction biologique d'adaptation. Les actions de l'adrénaline et du cortisol se complètent. Toutefois, la sécrétion chronique de cortisol observée dans le stress chronique entraîne des effets délétères :

— le cortisol favorise l'insulino-résistance de la cellule : accumulation du sucre et production d'AGE toxiques.

— il inhibe l'action de la DHEA et participe au processus du vieillissement : le taux de DHEA baisse quand le taux de cortisol augmente.

— il entraîne une baisse du taux de testostérone : sénescence, fragilité de la libido, trouble de l'érection et perte progressive de la masse musculaire.

— il favorise une baisse de production de progestérone au profit de la sécrétion d'œstrogènes ; conséquences : troubles gynécologiques (fibromes utérins, kystes de l'ovaire, endométriose utérine).

— il entraîne une baisse de sécrétion des hormones thyroïdiennes et de celle de la mélatonine : troubles du sommeil.

— il déprime l'immunité : il induit une baisse des cytokines – armes de défense contre l'infection et le processus cancéreux –, et rend plus vulnérable aux infections et aux cancers, notamment lorsqu'on est porteur d'un processus cancéreux latent.

Les sujets souffrant d'un herpès connaissent l'influence du stress sur le déclenchement de ces poussées. De même n'est-il pas rare d'observer l'apparition d'un cancer après de grands stress : chez les personnes âgées, le cancer représente la première cause de mortalité dans l'année qui suit la perte du conjoint. Le cancérologue Georges Mathé affirmait que le trait commun des « candidats au cancer » était un comportement d'inhibition face à l'agression, une difficulté à exprimer son hostilité et sa colère, un comportement de refoulement et de ressentiment : un comportement biologique de sécrétion chronique de cortisol. L'agressivité exprimée jouerait par contre un rôle de défoulement et d'évacuation du stress, un rôle protecteur contre le cancer et la production de cortisol.

Le cortisol entraîne une destruction du collagène cutané. Conséquences : vieillissement de la peau, des articulations et de tous les tissus qui contiennent du collagène. L'excès de cortisol est également impliqué dans diverses pathologies : dépression nerveuse réactionnelle, obésité, boulimie, anorexie mentale, vieillissement cérébral, troubles inflammatoires et allergiques (eczéma et psoriasis). Là encore les poussées apparaissent après un stress subi, conscient ou inconscient. La sécrétion du cortisol augmente dans le stress aigu mais n'intervient qu'après la sécrétion d'adrénaline qui est, elle, immédiate. Quand le stress se prolonge et nécessite un apport supplémentaire d'énergie, le cortisol intervient, favorisant le mécanisme de néoglucogènese (production de sucre à partir des protéines).

Dans le stress chronique, la sécrétion de cortisol est moins importante mais permanente. Et c'est tout le danger. Le taux de cortisol reste anormalement élevé et plus particulièrement durant la nuit. Il provoque à terme une destruction des centres de régulation du cortisol situés dans une zone du cerveau appelée hippocampe qui est également le centre de la mémoire. Il en résulte des troubles de la mémoire qui sont fréquents dans les situations de stress chronique et chez les personnes âgées qui ont souvent un taux élevé de cortisol.

J'observe aujourd'hui beaucoup de souffrances dues au stress quotidien ; un stress mal vécu et qui est très souvent alimenté par de « petites agressions » psychologiques et émotionnelles parfois insignifiantes mais répétitives et que tout un chacun rencontre au travail, à la maison ou dans les relations avec autrui. Et il n'est pas toujours facile d'y échapper. Certains n'ont pas la sagesse de prendre le recul suffisant, en accusent le contrecoup et se voient vieillir à force de lutter contre des choses sur lesquelles ils n'ont pas prise. C'est peut-être là toute la problématique du stress qui vous échappe et qui devient à la longue usant et destructeur voire générateur de maladie et de cancer.

Les protéines protectrices

Dans les situations de stress, les cellules se défendent en produisant des protéines HSP. Selon l'équipe de Barbara Polla (Hôpital Cochin), ces protéines protégeraient la cellule contre le stress et l'action destructive des radicaux libres sur les centrales d'énergie cellulaires. Quand la cellule perd sa capacité de produire ces protéines, elle devient vulnérable au stress et au vieillissement. Les personnes qui vieillissent bien et maîtrisent le stress seraient celles qui produiraient en quantité suffisante les HSP. Ce serait une faculté génétiquement programmée. La production des HSP diminuerait avec l'âge, ce qui expliquerait un accroissement de la sensibilité au stress. En revanche, la restriction calorique, recommandée pour une meilleure longévité, favoriserait la production des HSP.

ÊTES-VOUS SUJET AU VIEILLISSEMENT PRÉMATURÉ OU AU MAUVAIS VIEILLISSEMENT ?

1. Oui si vous avez un surpoids important ou si vous êtes obèse

• *Calculez votre indice IMC de masse grasse*

L'excès de masse grasse, c'est-à-dire de dépôt de graisse, induit une résistance à l'action de l'insuline ; cette insulino-résistance est un facteur important de vieillissement et de maladie.

$$\text{IMC} = \frac{\text{poids en kilos}}{\text{taille en m}^2}$$

Surpoids si IMC est supérieur à 25. Obésité si IMC est supérieur à 30.

• ***Mesurez votre tour de taille*** qui est un bon indicateur de l'obésité abdominale facteur important de risque cardiaque. Il y a obésité abdominale si le tour de taille est supérieur à 102 cm (chez l'homme) et supérieur à 88 cm (chez la femme).

2. Oui si vous êtes fumeur

Le danger augmente avec le nombre d'années de tabagisme et le nombre de cigarettes.

3. Oui si vous mangez trop

Au-delà de la ration calorique dont vous avez besoin, soit près de 2 000 calories pour un sédentaire.

4. Oui si vous mangez trop de « sucre » à chaque repas

C'est-à-dire trop d'hydrates de carbone et plus particulièrement d'aliments contenant de mauvais sucres rapidement absorbés et qui produisent trop de radicaux libres et trop d'insuline (tout ce qui est fait avec de la farine blanche, pommes de terre, riz blanc, fruits trop sucrés, desserts sucrés, confiseries...).

5. Oui si vous mangez trop de graisses à chaque repas

Et surtout de mauvaises graisses saturées. Les mauvaises graisses apportent beaucoup de cholestérol et induisent une résistance à l'insuline (viandes rouges, abats, charcuterie, jaune d'œuf, beurre, laitages gras...).

6. Oui si votre repas n'est pas équilibré

S'il ne contient pas une bonne proportion de sucres lents (légumes verts, produits à base de farine complète, féculents dont lentilles et haricots blancs, par exemple, fruits peu sucrés...) ; une portion de bonnes protéines (contenues dans les poissons et les viandes blanches) et qui induisent une diminution de la sensation de faim et une diminution de la sécrétion d'insuline ; et une petite proportion de bonnes graisses poly-insaturées d'origine animale (poissons gras) ou d'origine végétale (huile de colza, avocats...).

7. Oui si vous êtes stressé

C'est-à-dire si vous subissez trop de situations contraignantes, si vous êtes toujours insatisfait, dominé ou dépassé par ce qui se passe et en décalage avec la réalité des événements et si vous en faites au-delà de vos limites physiologiques.

8. Oui si vous pratiquez un sport de façon intensive

Tennis violent, jogging intensif, marathons, squash, etc.

9. Oui si vous vous exposez de façon abusive au soleil

Et encore plus sans une bonne protection.

10. Oui si vous êtes déficitaire en antioxydants protecteurs contre le stress oxydant

Ce qui se produit :

— après la cinquantaine : déficit très fréquent.

— si votre alimentation est pauvre en fruits et légumes.

— et si votre supplémentation en antioxydants est faible par rapport à des besoins importants (fumeurs, gros mangeurs...).

II.

L'HEURE DES BILANS, UN RÉFLEXE ESSENTIEL

Dresser un état des lieux précis de sa santé et de l'évolution de son organisme est un préalable indispensable à l'efficacité de tout traitement anti-âge. Il s'agit d'abord d'établir une « cartographie » la plus exacte possible de l'état d'usure et de vieillissement dans lequel on se trouve.

Ce check-up préalable participe du juste choix des traitements à appliquer pour assurer un vieillissement harmonieux et dynamique, en tenant compte des atouts et des faiblesses de l'individu concerné.

Intervenir sans connaître cet « état des lieux » demeure, dans le cas contraire, vain, partiel voire artificiel. Dans tous les cas, insuffisant et temporaire voire irresponsable, quand il existe un processus de maladie qui ne s'est pas encore exprimé par des symptômes qui attirent l'attention.

La médecine préventive anti-âge insiste sur ce passage obligé, ce préalable médical et scientifique qui autorise une connaissance fine de l'organisme sur lequel des ajustements, des traitements et des modifications comportementales personnalisés seront conseillés afin d'assurer une dynamique de santé, de vitalité et d'épanouissement.

1. Le bilan du degré d'usure

À partir d'une prise de sang, il est possible d'évaluer le degré d'usure biologique et d'oxydation de notre organisme ainsi que la qualité du système de défense et de protection contre ce processus. Il s'agit de connaître la réalité physiologique et biologique, avant que la situation ne se dégrade. C'est à ce stade préventif qu'il est plus efficace d'agir. L'âge des artères et du cœur est le critère le plus significatif de l'avenir. Il peut traduire un vieillissement accéléré ou un risque cardio-vasculaire compromettant l'espérance de vie.

CONNAÎTRE PRÉCISÉMENT L'ÉTAT DES LIEUX DE NOTRE ORGANISME

— Notre moteur – notre cœur – et notre système d'irrigation : est-il en état d'assurer une bonne irrigation des cellules, des organes, de la pompe cardiaque et du centre cérébral de commande ?

— Notre filtre rénal : assure-t-il correctement l'épuration du sang et l'élimination des substances toxiques ?

— Notre système cérébral d'information, de mémorisation et de commande de nos gestes, de nos pensées et de nos sécrétions hormonales : la transmission de l'information se fait-elle correctement ?

— Notre système immunitaire de défense : comment agit-il contre l'infection microbienne virale ou tumorale ?

— Notre système de locomotion : nous permet-il de nous mouvoir et de nous activer correctement ?

— Notre système sensoriel : nous permet-il de participer au monde environnant ?

— L'état de notre peau : porte-t-elle déjà les stigmates du vieillissement ?

L'objectif du bilan d'usure est également de savoir :

— Quel est le degré d'oxydation biologique, responsable de toutes les dégradations ?

— Quelle est la qualité de notre système biologique de défense et de protection contre le processus d'oxydation ?

— Avons-nous un déficit hormonal ?

— Avons-nous un déficit en vitamines, en minéraux et en oligoéléments qui affaiblirait nos défenses contre l'oxydation.

Ce n'est qu'au terme de cette enquête clinique et biologique qu'on peut évaluer l'état de notre santé, savoir si on vieillit bien ou de façon disharmonieuse et entreprendre une démarche efficace de prévention anti-âge. L'objectif est de devenir un acteur éclairé et informé de notre vie et de notre santé et non une victime « irresponsable » ou passive.

L'âge chronologique

L'âge de notre état civil ne reflète en rien l'état de vieillissement de l'organisme. C'est un âge théorique. Très différent de l'âge biologique, véritable indicateur de notre physiologie, qui est l'âge réel de nos artères, de nos neurones, de nos articulations, de nos os, de notre peau et des différents systèmes qui nous permettent de fonctionner. On peut être chronologiquement âgé et physiologiquement jeune ou inversement. La différence d'usure est très inégale d'un individu à l'autre.

Évaluer l'âge biologique

Il ne s'agit pas d'une évaluation scientifiquement codifiée mais d'une appréciation qui reflète le niveau global d'usure. Cette appréciation est faite à partir de paramètres physiques, organiques, biologiques et hormonaux.

— Si les indications sont satisfaisantes, on en conclura que l'âge biologique est bon, voire au-dessous de l'âge chronologique : le sujet est physiquement et physiologiquement plus jeune que son âge chronologique et son espérance de vie théorique tout à fait satisfaisante.

— Si les indications sont mauvaises (artères vieillies, cœur moins performant, articulations rouillées, audition déficiente, mémoire défaillante, taux bas de DHEA ou de testostérone...), cela signifiera que l'usure est avancée, voire plus avancée que ne le voudrait l'âge chronologique ; l'espérance de vie peut en être compromise, nécessitant une prise en charge des paramètres déficients et une thérapeutique antioxydante préventive.

La surveillance périodique permet d'apprécier l'évolution de l'usure et de la vitesse d'usure. C'est le meilleur miroir du processus oxydatif et de ce qui se passe « à l'intérieur », à notre insu. La meilleure façon de visualiser l'usure du temps et l'usure due à nous-mêmes, à notre hygiène de vie, à notre façon de vivre et de nous alimenter, principaux facteurs de dégradation de l'organisme.

Établir l'âge SCAN

Un logiciel permet de comparer différents paramètres – physiques, fonctionnels, sensoriels, organiques, échographiques, biologiques, hormonaux – aux données de certaines études scientifiques et de déterminer par comparaison, pour chaque organe ou chaque fonction de l'organisme, l'âge biologique. Le résultat, chiffré pour chaque organe, se traduit par une carte colorée, représentant l'état des différentes parties de l'organisme (cœur, poumons, reins...). Mais ce type d'évaluation indicative garde cependant une valeur approximative.

2. Bilan biologique du vieillissement

BILAN DU STRESS OXYDATIF

Il consiste à doser dans le sang la présence de substances qui traduisent l'intensité de l'oxydation et donc du vieillissement.

— *Dosage de glutathion oxydé :* le glutathion est un antioxydant majeur qui neutralise le radical libre le plus dangereux. La présence et l'importance du glutathion oxydé dans le sang signifie que le système de défense a utilisé du glutathion pour faire face au processus d'oxydation. Un taux élevé de glutathion oxydé est un témoin de l'intensité de l'oxydation et donc de l'excès de radicaux libres.

— *Dosage du MDA :* le MDA (malonylaldéhyde) provient de l'oxydation des mauvaises graisses. Son taux augmente avec le risque d'athérosclérose et de cancer. Un autre marqueur, le 8OHdG, est un indicateur du processus de bombardement de l'ADN par les radicaux libres. Le risque de cancer augmente avec l'élévation du taux de 8OHdG éliminé dans les urines.

— *Dosage de l'hémoglobine glyquée dans le sang :* ce dosage est un indicateur du processus de glycation et de formation des AGE. Un taux élevé est synonyme d'un déséquilibre glycémique, voire d'un risque de diabète ou d'un excès fréquent de sucre dans le sang.

BILAN DU POUVOIR ANTIOXYDANT DE L'ORGANISME

Le pouvoir antioxydant de l'organisme est le reflet de l'activité antioxydante et de la défense globale contre les radicaux libres.

Un pouvoir antioxydant fort est synonyme d'une bonne défense contre l'oxydation et contre le vieillissement.

Et inversement, un pouvoir antioxydant faible est synonyme d'une mauvaise défense et d'un risque de mauvais vieillissement et de maladie.

Le bilan du pouvoir antioxydant inclut à la fois :

— *l'activité du système enzymatique* de neutralisation des radicaux libres qui fait intervenir les enzymes SOD, le glutathion peroxydase et implicitement les cofacteurs qui activent les réactions enzymatiques (zinc, sélénium, manganèse et cuivre à petite dose).

— *l'activité des antioxydants* qui assure le nettoyage et l'élimination des radicaux libres : vitamine C, bêta-carotène et vitamine E.

Système de défense contre le stress oxydatif : il s'agit de doser l'enzyme SOD érythrocytaire (normal : 750 à 1 000 unités) et l'enzyme GPX (normal : 35 à 55 unités).

Le déficit en ces deux enzymes favorise le stress oxydatif, et l'oxydation. Ce déficit augmente avec l'âge et est également favorisé par le déficit concomitant en cofacteurs (les oligoéléments) indispensables à l'activité des enzymes.

Bilan des oligoéléments, cofacteurs indispensables à l'activité du système enzymatique :

— *Dosage du taux du zinc :* le taux normal de zinc varie entre 3 et 6 mg par litre. Le déficit en zinc affaiblit la réaction enzymatique de neutralisation des radicaux libres et réduit, également, la synthèse de nombreuses hormones dont les hormones sexuelles. Plus de 80 % de Français ont un déficit d'apport en zinc.

— *Dosage du taux de manganèse :* le taux normal varie entre 0,5 et 2 mg par litre. Le déficit affaiblit la réaction de neutralisation et favorise également les réactions allergiques.

— *Dosage du taux du cuivre :* le taux normal varie entre 0,50 et 1,50 mg par litre. Le cuivre active à faible dose la réaction enzymatique de défense. Mais à forte dose il favorise au contraire la formation de radicaux libres toxiques. L'excès est plus fréquent que le déficit, favorisé par le tabagisme et les canalisations d'eau en cuivre.

— *Dosage du taux de sélénium :* le taux normal varie de 50 à 120 mg par litre. C'est un oligoélément majeur du système de défense contre les radicaux libres. Le déficit en sélénium est fréquent chez les personnes âgées.

— *Dosage du taux de glutathion :* il se fait indirectement par le dosage d'un métabolite urinaire.

Évaluation du déficit en antioxydants : ce déficit est fréquent chez les personnes âgées, les fumeurs, les stressés, et les mal nourris. Les antioxydants représentent la dernière ligne de défense contre les radicaux libres, l'oxydation et le processus de glycation. Ils sont indispensables à la protection des membranes des cellules, à la protection des graisses contre l'oxydation et à la protection des artères contre l'athérosclérose. Parmi eux : la vitamine E, la vitamine C, le bêta-carotène et le glutathion, meilleur piégeur des formes réactives de l'oxygène. Le glutathion élimine également les graisses oxydées. L'évaluation du pouvoir antioxydant est un indicateur indirect de l'activité des antioxydants.

Les personnes âgées ont un déficit fréquent en :
zinc
sélénium
glutathion
et en antioxydants
facteurs indispensables
dans la lutte contre le vieillissement

BILAN DU DÉFICIT HORMONAL

Les hormones sont indispensables au fonctionnement optimal de tous les systèmes. La plupart d'entre elles baissent avec l'âge. Les glandes sécrétrices vieillissent à une vitesse variable d'un individu à l'autre. La sécrétion hormonale optimale se situe vers vingt-cinq ans. Elle décroît ensuite plus ou moins rapidement. La carence hormonale n'apparaît qu'après quarante/quarante-cinq ans et ne devient expressive que vers la cinquantaine. À ce stade, le déficit est souvent multi hormonal : la carence de l'une entraîne la carence de l'autre. Celle en DHEA entraîne une carence en testostérone, en œstrogènes et en hormones de croissance.

— *Déficit en DHEA :* le déficit se traduit dans le sang par un déficit en sulfate de DHEA. Un taux anormalement bas après soixante ans est prédictif de vieillissement accéléré et de risque pathologique, voire de mortalité prématurée. Pour certains, il y a carence lorsque le taux de sulfate de DHEA est inférieur à 2 000 ng par millilitre chez l'homme et 1 500 ng par millilitre chez la femme. Un taux inférieur à 1 400 ng par litre après cinquante ans ne serait pas de bon pronostic.

— *Déficit en hormone de croissance et en IGF1 :* le dosage de l'IGF1, médiateur actif de l'hormone de croissance dans les tissus, est plus facile à faire que le dosage de l'hormone de croissance qui ne se fait qu'après épreuve de stimulation. Un taux de IGF1 inférieur à 200 ng par millilitre est un indicateur de carence.

— *Déficit en testostérone :* après vingt-cinq ans le taux de testostérone décroît régulièrement de 1 % par an. Le déficit androgénique lié à l'âge (DALA) apparaît vers cinquante ans. Le volume des testicules diminue à partir d'un certain seuil de taux de testostérone. 50 % des hommes présentent à partir d'un âge variable fonction du taux de testostérone de départ une diminution de volume des testicules (hypogonadisme).

— *Déficit en hormones thyroïdiennes :* le dosage des hormones T3, T4 et du taux TSH, stimulateur hypophysaire de la sécrétion des hormones thyroïdiennes, se pratique facilement. Le déficit s'apprécie selon le contexte clinique et des symptômes éventuels. Le taux de T3 serait plus significatif que le taux de T4.

— *Déficit en prégnenolone :* le dosage de la prégnenolone n'est pas courant. L'hormone atteint son niveau le plus élevé vers dix-huit ans puis décroît fortement vers la quarantaine. Après soixante-dix ans, le taux de prégnenolone est inférieur de 60 % à celui atteint à trente-cinq ans. Un taux bas de DHEA est également un indicateur indirect du déficit en prégnenolone.

— *Déficit en œstrogènes chez la femme :* le déficit est évident dans la période préménopausique, se traduisant par des cycles de moins en moins fréquents, des bouffées de chaleur, des sueurs nocturnes et des troubles de l'humeur. La ménopause installée, le déficit en œstrogènes est total et le taux de FSH très élevé.

3. Bilan clinique du vieillissement

Il consiste à évaluer le degré de vieillissement et d'usure de certains organes et systèmes physiologiques. Usure due à l'usure biologique et à la dégradation provoquée par l'oxydation. Il s'agit de dresser un constat physique et physiologique puis de rapporter à l'âge les résultats des investigations pour en déduire s'il y a déjà vieillissement prématuré ou vieillissement pathologique. Les bilans comparatifs reflètent la vitesse d'accélération du vieillissement. Le processus du vieillissement commence très tôt, voire dès la naissance pour certains organes. Il ne devient expressif qu'après quarante ans, lors de la ménopause féminine ou de « l'andropause » masculine. Un bilan pratiqué vers la trentaine peut être très utile pour les suivis ultérieurs.

ÉVALUATION DU VIEILLISSEMENT GÉNÉRAL

— *Évaluation du degré de fatigue et de baisse de l'énergie :* la fatigue et la baisse de l'énergie constituent la première plainte, le premier clignotant révélateur du vieillissement de nos batteries d'énergie, les mitochondries, bombardées et usées par les radicaux libres. Il s'agit d'une fatigue physique qui s'accentue d'année en année et qui n'est pas améliorée par le repos. On devient plus facilement fatigable, moins énergique et moins physiquement performant. On s'en aperçoit après un effort physique ou sportif inhabituel. Le corps répond moins bien à la demande et la récupération est plus lente.

— *Évaluation de la diminution de la force musculaire :* la diminution de la force musculaire est favorisée par la diminution de la masse musculaire, elle même favorisée par le déficit progressif en hormones de croissance, en testostérone, en DHEA, toutes hormones anabolisantes qui renforcent la masse et la force musculaires. Les corrections appropriées apportées à ce stade devraient limiter la dégradation, apporter une amélioration de l'état général, et une diminution de la fatigue et contribuer à ralentir le processus dégénératif qui évolue « à bas bruit » et qui peut à tout moment nous fragiliser. La force musculaire est maximale entre vingt et trente ans. Elle diminue ensuite de 12 à 15 % tous les dix ans. Les muscles représentent 45 % du poids total du corps à trente ans et 27 % à soixante-dix ans.

— *Évaluation de la perte de poids :* elle est généralement plus tardive dans le processus du vieillissement et très fréquente en milieu gériatrique. Elle est favorisée par le déséquilibre nutritionnel, le manque d'appétit et le manque d'apport de protéines. D'où la nécessité d'un apport minimal de protéines chez les personnes âgées (1 g par kilo) et de l'apport de certaines vitamines (folates et vitamine B12, déficitaires par atrophie gastrique fréquente chez les personnes âgées).

— *Évaluation des troubles de l'humeur :* les troubles de l'humeur apparaissent beaucoup plus tard, allant de la psychasthénie (fatigue psychologique) à la perte de l'élan vital, du plaisir et de l'envie d'entreprendre ; voire même à la tristesse, l'irritabilité, à la déprime, ou au manque d'intérêt à être en famille ou avec des amis jusqu'au sentiment de désespoir et de désir de mort.

— *Évaluation de la fragilité générale et de la vulnérabilité :* le syndrome de fragilité générale et de vulnérabilité apparaît surtout avec le grand âge après une période de fragilisation générale. La personne âgée devient physiologiquement et fonctionnellement très diminuée et fragile, incapable de réagir à une déshydratation, un choc affectif ou une dégradation de l'environnement. Elle devient moins autonome et de plus en plus dépendante de l'assistance de la famille.

ÉVALUATION DU VIEILLISSEMENT CARDIO-VASCULAIRE

Un facteur majeur de mortalité. Les artères sont la cible privilégiée du processus d'oxydation. Leur rigidité précoce constitue un indicateur du processus de vieillissement et du risque cardio-vasculaire. Le vieillissement cardio-vasculaire est à l'origine de l'athérosclérose, de la rigidité des artères, de l'hypertension artérielle et des maladies cardio-vasculaires, première cause de mortalité : 180 000 décès par an dont 45 000 décès par infarctus du myocarde (120 000 cas) et 42 000 décès par accident vasculaire cérébral (130 000 cas). Fort heureusement, le risque cardio-vasculaire peut être aujourd'hui prévenu précocement grâce au dépistage des facteurs qui le favorisent, accessibles à l'évaluation :

— *Évaluation de l'hypertension artérielle :* elle représente l'un des principaux facteurs de risque cardio-vasculaire et d'accident vasculaire cérébral responsable des paralysies. L'hypertension artérielle concerne près de 8 millions de Français. Sa prévalence augmente avec l'âge, elle touche de 15 à 25 % des sujets de plus de soixante ans. Malheureusement, un hypertendu sur deux l'ignore, faute de diagnostic et de prévention. Le risque d'hypertension artérielle est atteint quand les chiffres pris au repos et à plusieurs reprises dépassent 140 pour la maxima (pression systolique) et 90 pour la minima (pression diastolique). Une pression systolique supérieure à 160 chez un sujet de plus de soixante-cinq ans est une indication à un traitement hypotenseur et ceci quelle que soit la valeur de la diastolique.

— *Évaluation de l'excès de cholestérol :* c'est un facteur majeur d'athérosclérose et de durcissement des artères. Il favorise le dépôt de cholestérol sur la paroi des artères et la formation de plaques dites d'athérome qui obstruent progressivement les artères. D'où le risque de thrombose artérielle et, par voie de conséquence, de risque d'infarctus du myocarde ou d'ischémie cérébrale ou d'artérite des membres inférieurs également fréquents chez les sujets âgés. L'excès de cholestérol est très fréquent, touchant des sujets de plus en plus jeunes du fait d'une mauvaise alimentation riche en mauvaises graisses animales (laitages gras, beurre, fromage gras, viandes grasses, bœuf, agneau, charcuterie, jaune d'œuf...), en fritures et en graisses cachées (biscuiterie, viennoiserie...). À titre d'exemple, un steak de 100 g de bœuf contient près de 20 g de graisses alors que 100 g de cabillaud ne contiennent que 5 g de graisses. Le risque d'excès de cholestérol existe quand le taux de cholestérol dépasse 2 g/2,20 g chez le sujet sans risque cardio-vasculaire ; 1,90 g ou moins chez le sujet à risque cardio-vasculaire ; 1,60 g chez le sujet ayant déjà eu une pathologie coronarienne. Le taux de cholestérol LDL doit être inférieur à 1,60 g chez le sujet sain et inférieur à 1,30 g chez le coronarien. Le bon cholestérol HDL doit être de préférence supérieur à 0,50 g. Le taux des triglycérides doit être également évalué et pris en compte.

— *Évaluation du tabagisme :* il diminue l'espérance de vie de plus de 20 %. Une personne qui fume régulièrement 1 paquet par jour a une espérance de vie diminuée de dix-huit ans. Le tabagisme régulier et important est un facteur d'accélération du vieillissement et un facteur de mortalité précoce (65 000 morts par an). Le risque cardio-vasculaire augmente également avec le nombre de cigarettes fumées, d'où la nécessité d'un sevrage tabagique précoce, sachant que 30 % des adolescents commencent à fumer dès l'âge de quinze ans et parfois avant.

— *Évaluation biologique du risque coronarien et vasculaire cérébral (dosage de l'homocystéine dans le sang) :* un taux élevé dans le sang est biologiquement prédictif du risque cardio-vasculaire ainsi que du risque de cancer. Un taux normal d'homocystéine est inférieur à 10 µmol par millilitre. Le déficit en vitamines B9, B12 et en bétanine favorise par défaut de méthylation la synthèse de l'homocystéine, issue de la transformation des protéines.

— *Évaluation de l'indice de rigidité des artères (IMT) :* la souplesse ou la rigidité des artères est un bon reflet de l'état artériel et du degré d'artériosclérose. On l'évalue aujourd'hui à partir de l'IMT, prédictif du risque cardio-vasculaire. L'IMT se mesure généralement par écho Doppler effectué au niveau des artères carotides (artères du cou qui vont du cœur vers le cerveau). L'IMT mesure l'épaisseur qui existe entre l'enveloppe interne de l'artère appelée intima et l'enveloppe médiane appelée média. L'IMT normal est compris entre 0,6 et 1. Au-dessus de 1, il y a risque de rigidité artérielle et risque cardio-vasculaire (coronarien et vasculaire cérébral).

— *Évaluation de l'obésité : évaluation de l'IMC (Indice de Masse Corporelle) :* l'obésité constitue un important facteur de risque de surmortalité et d'accélération du vieillissement. Sa prévalence ne cesse d'augmenter et ceci dès le jeune âge où l'alimentation est souvent déséquilibrée, trop riche en sucre et en graisse. Le pourcentage d'enfants en excès de poids est passé de 3 % en 1965 à 5 % en 1980, à 12 % en 1996 et à plus de 16 % en 2000. La suralimentation et la diminution de l'activité physique jouent un rôle important. On compte aujourd'hui 5 millions d'obèses. Aux États-Unis, 1 Américain sur 5 est obèse.

L'indice de masse corporelle (IMC) constitue un bon reflet de l'adiposité et le meilleur critère diagnostique et pronostique de l'obésité. L'IMC correspond au poids en kilos divisé par la taille en m^2 (taille en mètre au carré). L'évaluation de l'IMC chez l'enfant permet de dépister précocement la tendance à l'obésité. Un IMC entre 19 et 24 est un bon indice. Entre 25 et 30, il nécessite des mesures diététiques. Un IMC supérieur à 30 est synonyme d'obésité. Un IMC entre 30 et 34,9 est égal à une obésité de grade I. Un IMC entre 35 et 39,9 est égal à une obésité de grade II. Un IMC supérieur à 40 correspond à une obésité de grade III.

Indépendamment de l'IMC, il est également intéressant de mesurer le tour de taille, indicateur de l'adiposité abdominale qui constitue un risque cardio-vasculaire certain. Le risque existe à partir de 102 cm chez l'homme et à partir de 88 cm chez la femme. L'évolution de l'IMC dans le temps est un bon outil de surveillance du risque d'obésité et du risque cardio-vasculaire.

ÉVALUATION DU VIEILLISSEMENT OSSEUX : L'OSTÉO-DENSITOMÉTRIE OSSEUSE

La baisse de la densitométrie osseuse est un indicateur du vieillissement osseux et de la déminéralisation des os, favorisée par le déficit en hormones œstrogènes chez la femme et en testostérone chez l'homme. La densité osseuse est mesurable par un examen, la densitométrie osseuse, indispensable pour le dépistage de l'ostéoporose observée surtout dans les ménopauses non traitées. *L'ostéoporose est une cause fréquente de tassement vertébral et de fractures.* Sur 10 millions de femmes ménopausées, l'ostéoporose n'est diagnostiquée que dans 1 cas sur 5. En 2050, 16 millions de femmes seront ménopausées. D'où l'intérêt d'intégrer l'évaluation de la densitométrie osseuse dans les années qui suivent la ménopause et plus encore pour celles ne suivant pas un traitement hormonal substitutif. Chaque année, en France, 150 000 fractures sont causées par l'ostéoporose post-ménopausique dont 50 000 fractures du col du fémur (20 % de mortalité), 50 000 fractures du poignet et 50 000 tassements des vertèbres. La densitométrie osseuse doit être également pratiquée chez l'homme dans le cas du bilan du vieillissement, ce qui n'est pas encore entré dans les habitudes. En l'an 2000, un rapport américain montrait que 55 % des Américains avaient une densitométrie basse et donc un risque de fractures (dont 85 % de femmes et 2 millions d'hommes). La densitométrie osseuse est un examen qui n'est pas aujourd'hui de pratique courante, car il n'est pas remboursé.

L'arthrose est également une expression du vieillissement articulaire et de l'usure du cartilage. Elle constitue un handicap moteur et touche 81 % des personnes de plus de soixante-quinze ans mais aussi des sujets beaucoup plus jeunes.

Toute dernière évaluation du risque cardiaque

Le risque cardio-vasculaire existe en fait avant que les facteurs qui favorisent ce risque ne soient franchement pathologiques et anormaux.

Entre le niveau normal et le niveau anormal habituellement admis, on définit aujourd'hui une zone de transition faite d'un ensemble de petits signes d'alarme et de paramètres à peine élevés. C'est ce qu'on appel le syndrome métabolique – tout récemment décrit – qui traduit précocement l'existence du risque cardiaque et qui multiplie par trois le risque coronarien.

Le syndrome métabolique concerne près de 20 à 30 % de la population.

Pour être efficace c'est à ce stade qu'il faut aujourd'hui intervenir, prendre en charge ces petites anomalies pour faire progresser la prévention cardio-vasculaire qui est stagnante depuis de nombreuses années et malgré tous les progrès thérapeutiques.

Pour chaque facteur de risque cardio-vasculaire – tension artérielle, taux de cholestérol, taux de triglycérides, taux de glycémie et tour de taille – il existe une zone de transition pré-pathologique ou le paramètre est à peine élevé et pas forcément alarmant. C'est cela qu'il faut prendre en compte aujourd'hui.

L'addition de petites anomalies constitue un risque réel cardiaque et cérébro-vasculaire. Le risque augmente évidemment avec le nombre de facteurs et de petites élévations additionnées.

La tension artérielle

La zone de transition s'étend entre 13/8, le chiffre aujourd'hui retenu, et 16/9, le chiffre qui définissait antérieurement l'existence d'une hypertension artérielle.

Le risque existe dès qu'on dépasse les 13/8.

Le taux du bon cholestérol HDL

Le risque existe quand le taux est bas, inférieur à 0,50 g.

Le taux de triglycérides

Le risque existe quand le taux est supérieur à 1,50 g chez l'homme et 1,20 g chez la femme.

Le taux de glycémie (sucre)

Le risque existe quand le taux dépasse, à jeun (et à plusieurs reprises), 1,10 g.

La zone de transition se situe aujourd'hui entre 1,10 g (limite supérieure à la normale) et 1,26 g qui définit l'existence confirmée d'un diabète.

Le tour de taille (qui traduit l'obésité abdominale et le dépôt de graisse)

est un très bon indicateur du risque coronarien et du risque d'infarctus.

Le risque existe quand le tour de taille est supérieur à 102 cm chez l'homme et supérieur à 88 cm chez la femme.

On peut avoir paradoxalement un tour de taille élevé avec un poids normal et avoir un risque cardio-vasculaire sérieux.

D'où l'intérêt d'intégrer dans tout examen médical la mesure de l'IMC mais aussi du tour du taille.

ÉVALUATION DU VIEILLISSEMENT CÉRÉBRAL ET COGNITIF

Comme le système cardio-vasculaire, le cerveau et les neurones constituent une cible des radicaux libres. Les patients qui présentent des atteintes cérébrales dégénératives ont souvent un déficit en antioxydants et la supplémentation en antioxydants permet de ralentir la progression du processus dégénératif. Les troubles de la mémoire sont souvent la première plainte du vieillissement cérébral.

Test de mémoire

Un test simple qui consiste à mémoriser 5 mots de catégories sémantiques différentes et à les faire répéter 3 minutes plus tard permet de distinguer le trouble banal dû souvent au surmenage du vrai trouble évocateur d'un début de vieillissement cérébral, ou d'une maladie d'Alzheimer débutante. Exemple de mots : un objet : une montre ; une fleur : une marguerite ; un fruit : une orange ; un vêtement : une chemise ; un animal : un chien. Le sujet doit tout d'abord répéter les 5 mots puis on l'avertit qu'il devra s'en souvenir et les répéter 3 minutes plus tard. On demande ensuite à la personne de compter de 9 en 9 à partir de 100 : 100-91-82-73-64, etc. À la fin du chiffrage, le sujet doit répéter les 5 mots. Soit le rappel est correct et dans ce cas il n'y a pas de troubles de mémoire. Soit il y a oubli d'un mot sur 5 et ce n'est pas important. Soit l'oubli porte sur plus d'un mot sur 5 et dans ce cas, le trouble est plus sérieux et nécessite des investigations cérébrales voire un scanner du cerveau à la recherche par exemple d'une atrophie cérébrale significative.

Évaluation de l'autonomie

Le vieillissement s'accompagne souvent d'un déclin des fonctions motrices et cérébrales, d'un trouble de l'orientation et d'une perte progressive de l'autonomie que l'on peut évaluer et dont on peut suivre l'évolution. Exemples : capacité à téléphoner et à composer soi-même un numéro de téléphone ; capacité à utiliser les moyens de transport, sa propre voiture et à voyager seul ; capacité à prendre ses médicaments et à respecter les doses ; capacité à gérer soi-même son budget, faire des chèques et à payer des factures. Résultat : soit aucune activité n'est perturbée ; soit une seule activité est perturbée ; soit au moins deux activités sont franchement perturbées.

Évaluation de la qualité d'orientation dans le temps et dans l'espace

Le déficit cérébral sera évalué en fonction des difficultés d'orientation et du nombre d'erreurs. Les activités de stimulation cognitive exercent un effet protecteur contre la maladie d'Alzheimer qui touche aujourd'hui 400 000 personnes dont 50 % seulement sont diagnostiqués précocement et 10 % correctement traités et suivis. 110 000 nouveaux cas par an dont 70 % chez les sujets de plus de quatre-vingts ans, 1 % de prévalence entre soixante-cinq et soixante-neuf ans et 15 % après quatre-vingt-cinq ans. Aujourd'hui, on parle de plus en plus de notion de réserve cérébrale et de réserve cognitive : la réserve cérébrale est une quantité passive liée à la quantité de neurones et de connexions disponibles ; la réserve cognitive est un processus actif et dynamique de mobilisation des capacités cognitives permettant d'optimiser les performances de la réserve cérébrale.

La démence clinique survient lorsque le tissu neuronal encore fonctionnel atteint un taux critique. La réserve cérébrale étant elle-même dépendante à la fois du poids et de la taille du cerveau, du nombre initial de neurones acquis à la naissance et de la densité des connexions qui ont été développées au cours de la vie. Il est important d'agir précocement sur la réserve cérébrale et la réserve cognitive pour préserver longtemps la qualité du vieillissement cérébral. Les neurones ne se multiplient pas comme les autres cellules ; mais on peut développer le nombre de connexions et de synapses entre les neurones par l'activité intellectuelle. Le vieillissement cognitif est inégal selon les fonctions intellectuelles. De hautes capacités cognitives semblent mieux protéger contre le vieillissement physiologique et pathologique du cerveau. Au cours du vieillissement physiologique du cerveau, les performances attentionnées sont atteintes plus précocement que les performances amnésiques. De nombreuses études épidémiologiques réalisées dans des populations variées (Chine, Italie, France...) ont mis en évidence un risque accru de maladie d'Alzheimer pour les personnes ayant un faible niveau d'études. Les personnes ayant moins de six ans de scolarité sont plus sujettes à la maladie que les autres comme si le niveau peu élevé d'éducation ne permettait pas de développer le cerveau. Par ailleurs, un niveau socioculturel élevé semble retarder l'apparition et les symptômes de la maladie d'Alzheimer en raison probablement d'une grande réserve cérébrale. Mais tout n'est pas joué à la fin de l'enfance ; plusieurs études semblent confirmer que les activités de stimulation cérébrale et de stimulation cognitive exercent un effet protecteur contre le vieillissement du cerveau et l'apparition précoce de la maladie d'Alzheimer. C'est pour cela que plusieurs centres de gérontologie proposent aujourd'hui des programmes de stimulation cognitive. Cela constitue une forme de prévention primaire contre le vieillissement pathologique du cerveau et contribue à augmenter les capacités cognitives. Il semble exister une relation entre la taille du cerveau et le risque de déclin cérébral. Dans le cas des maladies dégénératives du cerveau, il faut noter le risque de maladie de Parkinson qui est dans de nombreux cas favorisé par le processus dégénératif : la maladie touche 1,5 % de la population de plus de soixante-cinq ans.

ÉVALUATION DU VIEILLISSEMENT DE LA VISION : ACUITÉ, FOND DE L'ŒIL, MDLA

Le stress oxydant est fortement impliqué dans les maladies dues au vieillissement pathologique du cerveau et de l'œil et notamment dans la dégénérescence de la macula, responsable de la moitié des cécités observées après quarante-cinq ans. Les études épidémiologiques confirment aujourd'hui le rôle protecteur des antioxydants et une réduction du risque de DMLA de 50 % chez les sujets qui ont des taux plasmatiques élevés en antioxydants (dont la vitamine E). La dégénérescence de la macula liée à l'âge touche 1 million de Français sur les 10 millions de plus de soixante-cinq ans. Et devrait toucher 20 % d'entre eux dans les dix ans à venir. Cette atteinte dégénérative du centre de la vision est liée à une prédisposition génétique et au processus oxydatif qui favorise son expression. L'examen du fond de l'œil réalisé permet de dépister précocement la DMLA avant que le sujet ne présente un trouble important de la vision centrale. La vision périphérique est en revanche conservée.

ÉVALUATION DU VIEILLISSEMENT DE L'AUDITION : AUDIOGRAMME

Le vieillissement de l'audition peut débuter précocement au niveau d'une oreille puis de la seconde. C'est ce que l'on appelle la presbyacousie qui s'accentue progressivement dans le temps, touchant d'abord les sons aigus puis plus tardivement les sons graves, et les fréquences de la conversation. Le déficit auditif sera évalué en fonction de la gêne et du retentissement socioprofessionnel. Il existe aujourd'hui des prothèses auditives miniaturisées qui permettent de pallier efficacement ce déficit.

ÉVALUATION DU VIEILLISSEMENT RÉNAL

La fonction rénale vieillit comme toutes les autres fonctions de l'organisme. À quatre-vingts ans, elle est réduite de 50 %. D'où l'intérêt de l'évaluer précocement par une analyse de sang permettant de doser le taux de créatinine mais aussi d'évaluer la clearance de la créatinine qui donne des informations précises sur le fonctionnement rénal. La clearance de la créatinine est mesurée en fonction de l'âge et du sexe. Sachant que le rein peut être également et silencieusement détruit par l'abus de certains médicaments dits néphrotoxiques (certains antibiotiques, anticancéreux et anti-inflammatoires). Sans oublier l'hypertension artérielle, le diabète ou les glomérulonéphrites, contractées le plus souvent dans l'enfance et dues à une infection microbienne. Ces maladies peuvent favoriser l'apparition d'une insuffisance rénale qui nécessite la dialyse voire la greffe rénale.

ÉVALUATION DU VIEILLISSEMENT CARDIAQUE : ÉCHOGRAPHIE CARDIAQUE

Le vieillissement cardiaque est responsable de la calcification des valves aortique et mitrale. Cette calcification aboutit au rétrécissement des orifices, qui retentit à terme sur la fonction cardiaque, moins performante. Il favorise également l'hypertrophie du muscle cardiaque (myocarde) et du septum (cloison qui sépare le cœur droit du gauche). Cette hypertrophie qui apparaît avec l'âge est souvent silencieuse. Elle provoque parfois des troubles du rythme cardiaque (fibrillation auriculaire) chez 10 à 15 % des sujets de plus de soixante-quinze ans. Dans les deux cas, le diagnostic de calcification et d'hypertrophie est réalisé grâce à l'écho Doppler cardiaque, investigation qui devrait faire partie du bilan du vieillissement.

ÉVALUATION DU RISQUE CANCÉREUX, MARQUEURS BIOLOGIQUES DU CANCER

Le risque cancéreux augmente avec l'âge mais il n'est pas toujours une fatalité ! Il peut être fortement réduit grâce à la prévention et au dépistage précoce. 55 % de cancers sont encore dépistés tardivement après soixante-cinq ans, alors que beaucoup de cancers peuvent être dépistés tôt et avoir toutes les chances de guérison. Le vieillissement immunitaire et les troubles de l'immunité dus à l'excès de radicaux libres ou à un excès de stress favorisent le risque de cancer. Ce risque est plus important chez les fumeurs et chez tout individu porteur d'un processus cancéreux latent induit par une hérédité importante. Un test biologique de dépistage du risque cancéreux a été conçu par des cancérologues et des oncobiologistes. Il consiste a rechercher dans le sang les marqueurs tumoraux spécifiques de certains cancers : test de 10 marqueurs chez la femme et de 11 marqueurs chez l'homme. L'interprétation des résultats est rapportée à l'histoire personnelle et familiale de chaque personne. Faite par des spécialistes, elle évalue à partir de données statistiques et de la confrontation de différents résultats le risque existant pour tel ou tel cancer. Ce risque doit être évidemment surveillé et confirmé ou infirmé par d'autres investigations. Ce test apporte une aide intéressante dans le cadre d'une prévention globale et d'un bilan de santé général. L'étude comparative de l'évolution des résultats d'une période à l'autre permet d'attirer l'attention sur tel ou tel organe et contribuer à faire un diagnostic précoce.

ÉVALUATION DU RISQUE DIABÉTIQUE : DOSAGE DE L'HÉMOGLOBINE GLYQUÉE

Le diabète de type 2 de la maturité, qui apparaît après quarante ans, touche près de 3 millions de Français dont 600 000 l'ignorent. Le risque est certain quand le taux de sucre à jeun (glycémie) est supérieur à 1,26 g et quand le taux d'hémoglobine glyquée qui reflète la tolérance au sucre est supérieur à 7 %. Un taux d'hémoglobine glyquée supérieur à 5,4 % traduit également un mauvais équilibre glycémique nécessitant une réduction de la consommation des sucres. Si la glycémie à jeun est inférieure à 1,10 g, il n'y a pas de risque diabétique ; entre 1,10 g et 1,26 g, il y a un risque de déséquilibre glucidique à surveiller.

III.

LE PROGRAMME ANTI-ÂGE : LES OBJECTIFS À ATTEINDRE

L'objectif n'est pas utopique à condition de « faire la guerre » à nos mauvaises habitudes de vie et à tout ce qui nous précipite vers le mauvais vieillissement. On sait aujourd'hui pourquoi on vieillit rapidement et mal, mais on sait aussi comment on peut l'éviter. La prise en charge du processus du vieillissement doit faire partie intégrante de tout programme de prévention.

Le programme anti-âge n'est pas un caprice réservé à des privilégiés mais un objectif accessible à ceux qui souhaitent à la fois :

— vivre mieux, longtemps
— diminuer le risque de maladies chroniques
— préserver leurs capacités physiques et cognitives

Huit impératifs doivent alors être respectés :

— diminuer la production de radicaux libres et des AGE
— manger moins et mieux
— éviter l'activité physique intensive
— éviter l'exposition solaire prolongée
— éviter tabagisme et pollution
— éviter l'excès de stress
— pratiquer une activité sportive d'endurance
— garder un mental actif

Objectif numéro 1

Diminuez la production des radicaux libres et des AGE

MANGEZ MOINS, MANGEZ MIEUX ET NORMALISEZ VOTRE POIDS

Si l'espérance de vie a gagné trente ans en un siècle, c'est parce que notre ration calorique a diminué de moitié. Si on réduit la ration calorique de 20 % dès l'âge de vingt ans, on peut dépasser les cent années de vie. Pour les adeptes de la restriction calorique et des records de longévité, la règle serait de revenir au poids que l'on avait à vingt-cinq ans et de le réduire encore de 10 à 20 %. Cet objectif expérimental n'est pas alléchant et inutile pour rester en bonne santé. Il suffit simplement de manger moins et seulement ce qu'il faut pour faire face à ses besoins physiques journaliers. Manger pour vivre et non vivre pour manger ! Prendre le temps de manger, mastiquer longtemps et ne pas avaler les aliments de façon gloutonne en court-circuitant l'étape buccale qui permet de préparer les aliments à la digestion intestinale. L'excès de calories est synonyme de plus de combustion d'aliments, de plus de consommation d'oxygène et de plus de déchets de combustion, donc de radicaux libres.

Plus de 20 millions de Français souffrent aujourd'hui d'un surpoids ! Plus de quatre Français sur dix ! Après quarante-cinq ans, c'est une personne sur deux. La prévalence de l'obésité a augmenté de 37 % en six ans, touchant des sujets de plus en plus jeunes. Entre 2000 et 2003, l'obésité a augmenté de 16 % chez les hommes et de 18 % chez les femmes. Cette prise de poids s'observe plus fréquemment entre trente-cinq et quarante-quatre ans. En 2020, 25 % des enfants seront obèses si rien n'est fait pour modifier leurs habitudes alimentaires. Le poids normal est défini par la valeur de l'indice de masse corporelle (IMC) : il suffit de se rapporter à un disque de référence donnant les valeurs de l'IMC par rapport au poids en kilos et à la taille en mètre et au carré pour savoir si on a un poids normal, un surpoids ou une obésité. L'indice IMC normal est compris entre 18 et 25 kilos par mètre carré.

Il n'y a pas de centenaire obèse ou bedonnant ! Un IMC égal ou supérieur à 30 est synonyme d'obésité. L'obésité des enfants constitue un enjeu de santé publique. Elle s'associe à un risque de surmortalité à l'âge adulte, d'origine cardio-vasculaire. C'est pourquoi il est important de surveiller le poids des enfants et l'évolution de la courbe d'IMC. Cet indice est un bon reflet de l'adiposité, du stockage de graisses, de l'excès de calories et de sucres consommés. Il serait sage d'habituer l'enfant dès trois ans à une alimentation équilibrée et à des quantités adaptées à son âge. Une alimentation riche en bonnes protéines, en légumes et en fruits, exclut précocement les mauvaises habitudes (sucreries, confiseries, préparations industrielles hypercaloriques, faciles à consommer, plus agréables au goût mais trop riches).

L'initiation précoce à l'activité physique est également importante pour réduire le temps de sédentarité que l'on consacre souvent à la télévision ou aux jeux vidéo.

CALCULEZ VOUS-MÊME VOTRE IMC

Surveillez votre poids et masse graisseuse
Calcul de l'indice IMC

Utilisez la courbe de corpulence ci-jointe

Calculez vous-même votre IMC

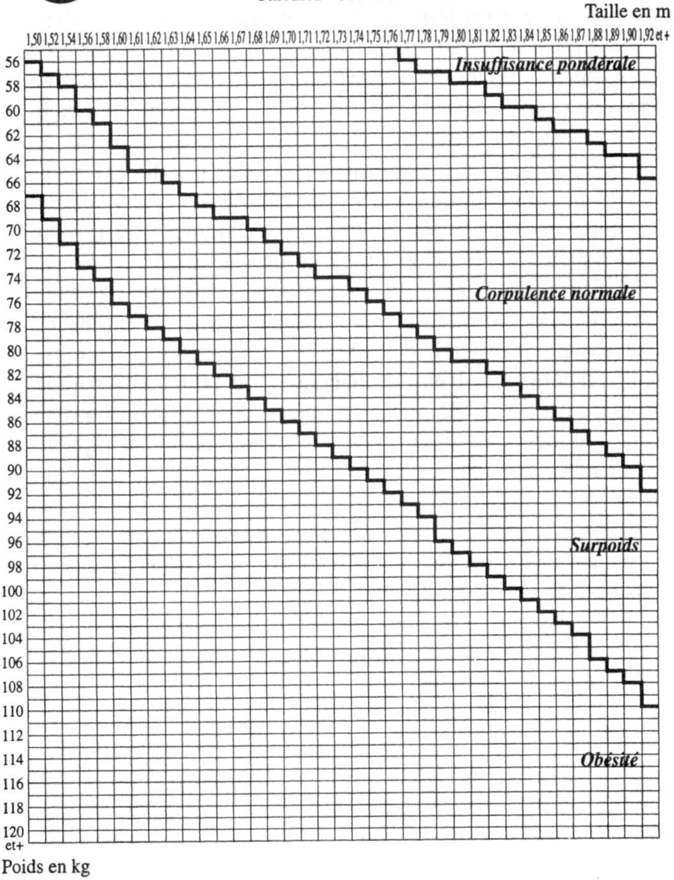

Le calcul de l'indice IMC est un geste à intégrer dans l'examen clinique de tous les patients et à répéter régulièrement. C'est un repère de l'état nutritionnel qui permet de reconnaître l'obésité mais aussi la dénutrition.

On parle d'obésité abdominale quand les sujets ont accumulé du tissu graisseux au niveau de l'abdomen. Ceci se traduit par un tour de taille supérieur à 102 cm chez l'homme et à 88 cm chez la femme. Il ne faut pas attendre ces chiffres pour réagir. Dès que le tour de taille atteint 85 cm chez la femme et 100 cm chez l'homme « il faut déjà serrer la ceinture ». L'adiposité abdominale est un facteur de maladies cardio-vasculaires. Elle est plus fréquente chez l'homme. Chez la femme, il s'agit d'obésité gynoïde due à l'excès de graisses accumulées au niveau des hanches et des fesses (culotte de cheval).

Dans le cadre du programme anti-âge, il faut commencer par réduire le poids en mangeant moins et mieux. La restriction calorique est souhaitable pour tous, plus encore quand on est diabétique ou porteur de pathologie cardio-vasculaire. C'est une mesure préventive car notre alimentation est trop calorique, trop riche par rapport à nos besoins journaliers souvent limités par la sédentarité et l'insuffisance d'exercice physique. Il faut réduire les portions, éviter le grignotage et les produits industriels qui sont souvent trop riches en mauvais sucre et en graisses cachées.

Le besoin calorique moyen est de 2 400 calories/jour pour un homme et de 2 000 calories/jour pour une femme. Ces besoins diminuent avec l'âge.

Dans le cas d'une restriction calorique, cette ration devrait être réduite de 5 à 10 %. Après soixante/soixante-cinq ans, le besoin calorique journalier passe de 2 400 calories à 2 000 calories. En revanche, les besoins vitaminiques augmentent car l'absorption digestive de vitamines et de minéraux est déficitaire (vitamines B12, B9, E, oligoéléments).

RESTRICTION GLUCIDIQUE : MANGEZ MOINS SUCRÉ ET MIEUX SUCRÉ

L'excès de sucre et de mauvais sucre est source principale de radicaux libres. Il ne s'agit pas de supprimer le sucre de l'alimentation, cela serait une grave erreur : les hydrates de carbone constituent le fournisseur principal de glucose, carburant indispensable à nos cellules. Mais plutôt d'en limiter la quantité et d'en améliorer surtout la qualité.

Nous avons besoin de bons hydrates de carbone, de sucres lents non raffinés, avec un indice glycémique faible : ils ne provoqueront pas une élévation importante et brutale du taux de sucre dans le sang ni par réaction une sécrétion importante d'insuline qui abaissera le taux de sucre et provoquera à son tour une sensation secondaire de faim qui nous poussera à consommer davantage de sucre. Un véritable cercle vicieux qu'il faut rompre.

À l'inverse des sucres à indice glycémique faible, se sont les sucres à indice glycémique fort – sucres rapides et raffinés – qui sont responsables de la prise du poids et de « l'engraissement ».

Les bons sucres lents qui n'entraînent ni surpoids ni stockage des graisses se trouvent principalement dans :

— ***les légumes*** (aubergines, choux-fleurs, céleris, courgettes, asperges, navets, haricots verts, brocolis, champignons, choux, épinards, endives, salades vertes...). À consommer sans réserve. Leur indice glycémique est faible et leur teneur en sucre inférieure à 5 %. Sauf carottes, maïs, betteraves, petits pois : à consommer en petite quantité car détenteurs d'un indice glycémique et d'une teneur en sucre plus élevés. Les légumes verts présentent plusieurs avantages : ils ne contiennent pas de graisses mais des fibres indispensables au transit intestinal ; ils se gorgent d'eau et donnent une sensation de satiété (coupe-faim) ; ils ralentissent l'absorption de sucres rapides contenus dans le bol alimentaire ; ils diminuent l'absorption intestinale des graisses alimentaires, piégées dans les fibres puis éliminées dans les selles.

— ***les fruits*** : en premier lieu certains fruits rouges (fraises, mûres, framboises), les moins sucrés et à l'indice glycémique le plus faible. Ils ont l'avantage de nous apporter des antioxydants et des pigments protecteurs. Mais aussi pommes, poires, pêches, prunes, kiwis, pastèques, abricots. Oranges, mandarines et pamplemousses sont un peu plus sucrés ; raisins, cerises et nectarines également. À consommer modérément. En revanche, bananes, figues sèches, raisins secs, dattes, pruneaux secs apportent de mauvais sucres à indice glycémique élevé. À éviter. Comme l'ananas, la mangue, la papaye et le melon.

— ***les féculents*** : ce sont des sucres lents mais à forte teneur en sucre. À consommer en petite quantité et de préférence associés à des légumes verts : pommes de terre (plutôt bouillies et avec leur peau), pâtes blanches, riz blanc. Remplacer le riz blanc par du riz complet, les pâtes blanches par des pâtes complètes.

— ***les légumes secs*** (pois chiches, lentilles, haricots blancs) sont de bons sucres lents. Mais à consommer en petite quantité pour limiter l'apport de sucre et de calories.

— ***Attention au pain blanc*** et à tout ce qui est fait de farine blanche. Attention aux céréales du matin et aux préparations industrielles faites de mélanges de céréales, de sucre, de miel et de fruits secs. Les flocons d'avoine instantanée sont des sucres rapides. Leur préférer l'orge ou l'avoine à cuisson lente. Attention aux croissants, pains chocolatés, viennoiseries, confiseries, gâteaux, confiture et miel qui sont des sucres rapides ayant un indice

TABLEAU DES SUCRES
QUI FONT VIEILLIR ET GROSSIR
DU PLUS MAUVAIS AU MOINS MAUVAIS

<table>
<tr><td rowspan="6">Index glycémique fort</td><td>Le sucre blanc, les confitures sucrées, le miel et les confiseries</td></tr>
<tr><td>Les frites, les pommes de terre (un peu moins pour la purée et les pommes de terre bouillies avec leur peau), le riz blanc instantané, les galettes de riz soufflé et les gâteaux de riz</td></tr>
<tr><td>Le pain blanc, les corn flakes, le pop-corn, le maïs et carottes cuites</td></tr>
<tr><td>Les sodas, le coca-cola, la pastèque et le potiron</td></tr>
<tr><td>Les céréales blanches sucrées du petit déjeuner, les gâteaux et les viennoiseries</td></tr>
<tr><td>Les bananes, les jus de fruits industriels et fruits secs</td></tr>
<tr><td rowspan="4">Index intermédiaire à moyen</td><td>Le riz long à cuisson lente</td></tr>
<tr><td>Le riz complet, le pain complet, les flocons d'avoine à cuisson lente et le pain au son</td></tr>
<tr><td>Le kiwi et les petits pois en conserve</td></tr>
<tr><td>Les petits pois frais, le raisin, les cerises, l'ananas, la papaye, les carottes crues, les betteraves, les jus de fruits frais</td></tr>
<tr><td rowspan="3">Index moyen à faible</td><td>Les pâtes complètes (plus pour les pâtes normales)</td></tr>
<tr><td>Les haricots rouges</td></tr>
<tr><td>Les pommes, les poires et les oranges</td></tr>
<tr><td rowspan="2">Index faible</td><td>Les haricots blancs et secs, les pois chiches, les lentilles et le blé complet à cuisson lente</td></tr>
<tr><td>Les abricots</td></tr>
<tr><td>Index très faible</td><td>Les légumes verts, les salades, les champignons et les fruits rouges (fraise, framboises, mûres)</td></tr>
</table>

Ce sont les aliments à index glycémique du plus fort au plus faible sans tenir compte de leur teneur en sucre.
Les aliments à index glycémique élevé sont ceux dont le sucre qu'ils contiennent passe rapidement dans le sang (dans les 2 heures qui suivent leur consommation) et provoque une sécrétion rapide d'insuline et un stockage de graisse.

glycémique élevé. À éviter. Et attention aux alcools, tous riches en sucre.

D'une manière générale, l'apport de sucres doit être équilibré quantitativement et qualitativement pour éviter une production excessive de radicaux libres et d'insuline.

RESTRICTION LIPIDIQUE : MANGEZ MOINS GRAS ET DE BONNES GRAISSES NON SATURÉES

L'excès de mauvaises graisses dans l'alimentation provoque un excès de calories et de cholestérol. Il favorise la production de radicaux libres, la surcharge en graisse et l'obésité. Il s'ajoute fréquemment à un excès de graisse formé à partir du surplus de calories et de sucre non utilisés par une activité physique suffisante et est stocké au niveau de l'abdomen pour les hommes et au niveau des hanches pour les femmes.

Les bonnes graisses sont nécessaire pour :

— apporter du cholestérol protecteur (HDL) et éviter le mauvais cholestérol (LDL) qui obstrue les artères.

— favoriser la synthèse des hormones.

— réduire l'indice glycémique des sucres consommés et la production excessive d'insuline.

— donner du goût aux aliments.

Paradoxalement, pour brûler l'excès de graisse accumulée, nous avons besoin de consommer à chaque repas une petite portion de bonnes graisses mono-insaturées. Elles ralentissent l'absorption des mauvais sucres et réduisent la sécrétion réactionnelle d'insuline, obstacle à la fonte des graisses. Enfin, l'apport de graisses induit la sécrétion dans l'estomac d'une substance appelée CKK, hormone qui agirait au niveau du cerveau en lui donnant l'ordre de « cesser de manger ».

L'apport de bonnes graisses doit se faire sous forme :

— de graisses mono-insaturées : huile d'olive, huile ou beurre de colza, huile de noix, huile de sésame, huile de soja, huiles de poissons, avocats, foie gras et confit d'oie ou de canard, noix de pécan et de cajou, pistaches, olives, cacahuètes, avocat.

— de graisses poly-insaturées riches en oméga 3 : présentes dans les poissons gras (saumon sauvage, thon, hareng, sardine, anchois, maquereau, truite, turbo, etc.) ; sachant que les graisses poly-insaturées sont facilement oxydables, leur consommation doit s'accompagner d'anti-oxydant (vitamine E).

Cet apport doit toutefois être limité compte tenu de leur richesse en calories :

1 g de graisse = 9 calories

Les acides gras essentiels oméga 3 apportés par les poissons sont protecteurs cardio-vasculaire (protecteurs de la membrane des cellules). Les acides gras essentiels oméga 6 sont bénéfiques à l'hydratation de la peau. Attention : une alimentation trop riche en oméga 6 est nocive à un âge avancé car elle favorise la démence sénile.

ÉVITEZ L'ACTIVITÉ PHYSIQUE ET SPORTIVE INTENSIVE

Le sport et l'activité physique intensifs sont producteurs d'énergie, d'excès de calories et de radicaux libres. Produits en excès dans le muscle, ils débordent les défenses anti-radicaux libres. Ce qui favorise un processus de dégénérescence, responsable du vieillissement du muscle et de la perte de masse musculaire. D'où l'intérêt de doser l'activité physique et sportive. L'absence d'activité physique et la sédentarité sont évidemment aussi nocives pour la santé et tout aussi condamnables.

ÉVITEZ L'EXPOSITION SOLAIRE PROLONGÉE

Elle accélère le vieillissement de la peau. L'exposition prolongée et répétée aux rayons ultraviolets du soleil a pour autre inconvénient de provoquer une diminution des défenses immunitaires générales et au niveau de la peau, ce qui favorise le développement du cancer de la peau et du mélanome malin (grains de beauté qui se transforme en cancer). Sous l'effet du soleil, il se produit en effet une altération de l'ADN de la peau et une inhibition des cellules de défense. Après une exposition solaire prolongée, le taux de vitamine C et de vitamine E baisse considérablement, ce qui favorise l'apparition de taches brunes, stigmates du vieillissement cutané, au niveau du dos des mains. D'où l'intérêt d'associer aux produits solaires (à appliquer plusieurs fois et qui n'apportent qu'une protection limitée dans le temps et en profondeur), des antioxydants. Et ceci avant, pendant et après l'exposition solaire. L'effet photoprotecteur des antioxydants et la stimulation simultanée des défenses immunitaires de la peau inhibent localement le développement des cellules cancéreuses.

ÉVITEZ LA POLLUTION ET L'EXCÈS DE TABAC

L'espérance de vie diminue de dix-huit ans quand on fume régulièrement et pendant longtemps un paquet de cigarettes par jour.

Renforcez votre système de nettoyage des radicaux libres

Consommez des fruits et des légumes qui vous apportent oligoéléments et antioxydants nécessaires à la lutte contre l'oxydation et le « processus de rouille ». Ajoutez une supplémentation adaptée à vos déficits confirmés par une analyse de sang appropriée. Cette supplémentation est nécessaire chez les sujets à risque qui ont un stress oxydatif (oxydation) important :

— ceux qui sont obèses ou qui ont un surpoids important

— ceux qui mangent trop et trop de sucres

— ceux qui fument

— ceux qui sont stressés

— ceux qui font du sport intensif

— et ceux qui s'exposent trop au soleil

Elle est également nécessaire chez ceux qui ont un déficit en antioxydants dû à l'âge.

Objectif numéro 2

Maîtrisez la sécrétion de l'insuline, secret de longévité

Les études confirment le rôle délétère de l'excès d'insuline et de l'insulino-résistance dans le processus du vieillissement et l'apparition des pathologies.

Il faut impérativement maîtriser la sécrétion d'insuline et la maintenir dans des limites acceptables pour vivre plus et mieux.

C'est la façon la plus efficace d'éviter le stockage de la graisse, l'obésité et le diabète de la maturité, responsables de complications qui compromettent l'espérance de vie. L'excès d'insuline, sécrétée suite à une consommation excessive de calories et de sucres, entrave le mécanisme de fonte de graisses qui doivent être brûlées dans les mitochondries et transformées en énergie. Les conséquences sont évidentes : nous gardons notre excès de poids et de graisses et nous avons moins d'énergie. D'où la nécessité impérative de diminuer la consommation des calories et celle des sucres à absorption rapide qui provoquent une sécrétion immédiate et importante d'insuline.

Face à la sécrétion d'insuline, nous avons génétiquement un comportement inégal. Certains sont sensibles à la consommation des mauvais sucres et produisent par réaction de régulation une sécrétion rapide et importante d'insuline, alors que d'autres en produisent beaucoup moins. Il existe également une interaction entre la consommation des protéines et celle des hydrates de carbone. Une interaction au cours du repas entre la sécrétion de glucagon (hormone pancréatique provoquée par la consommation des protéines) et la sécrétion d'insuline (autre hormone pancréatique) provoquée par la consommation des hydrates de carbone : le taux d'insuline diminue quand le taux de glucagon augmente. Et inversement.

Il s'agit d'équilibrer, à chaque repas, l'apport de protéines et d'hydrates de carbone, et de consommer obligatoirement une certaine quantité de protéines. Cela permet de stabiliser la sécrétion d'insuline, d'avoir moins faim et de consommer moins de sucre. Car c'est l'excès d'insuline qui nous donne faim et nous incite à consommer plus de sucre. Un cercle vicieux infernal et à éviter absolument.

Objectif numéro 3

Équilibrez votre alimentation

L'équilibre nutritionnel est indispensable pour :

— apporter à l'organisme les différentes catégories d'aliments nécessaires (hydrates de carbone, protéines et graisses).

— apporter les nutriments essentiels (vitamines et oligoéléments dont nous sommes déficitaires et qui sont indispensables pour « décrasser » nos cellules, renforcer notre résistance générale et notre défense contre les radicaux libres).

— maintenir un bon équilibre entre les différentes hormones sécrétées au cours du repas.

Nous sommes ce que nous mangeons ! Notre santé n'est que le reflet de ce qu'il y a dans notre assiette : le reflet de l'état nutritionnel et de l'équilibre alimentaire. Selon le professeur Trichet, 70 % des cancers naissent dans nos assiettes.

Associez toujours à chaque repas protéines, hydrates de carbone (sucres) et lipides (graisses).

Le besoin journalier minimal de protéines est de 1 g par kilo de poids, à répartir entre les trois repas. Les protéines sont indispensables au maintien de notre masse maigre (musculature) – les personnes âgées doivent consommer obligatoirement des protéines tous les jours pour protéger leur musculature. Le vieillissement commence par une dégradation des protéines et une diminution de leur synthèse. D'où la nécessité d'apporter chaque jour la ration nécessaire de protéines. De préférence, les protéines maigres, mélangées à peu de mauvaises graisses saturées – poulet, volaille et viande blanche – ou mélangées à de bonnes graisses – poisson. Les protéines des viandes rouges sont des protéines plus grasses car mélangées à des graisses saturées. Les protéines constituent un coupe-faim naturel : elles stimulent la sécrétion pancréatique de glucagon qui libère immédiatement le sucre nécessaire aux besoins du cerveau, ce qui donne une sensation de satiété. Les protéines constituent le meilleur obstacle à la prise de poids et à la sécrétion nocive d'insuline qui favorise le stockage des graisses.

La ration protéique doit être apportée sous forme, soit de :

— poisson (les meilleures protéines, à privilégier) : les protéines sont associées à de bonnes graisses non saturées, des graisses riches en oméga 3. Poissons gras (saumon, truite, maquereau, sardine, hareng, etc.) ou moins gras (cabillaud, dorade, loup, bar, thon, espadon, etc.). Portion moyenne par repas : 120 à 150 g de poisson selon le poids de 60 à 75 kg.
120 g de poisson contiennent en moyenne 20 g de protéines

— volaille (sans peau) : les protéines des volailles sont associées à peu de graisses saturées moins bonnes pour la santé. Blanc de poulet de préférence mais aussi

poulet sans peau ou blanc de dinde (sans peau). Portion moyenne de volaille : 90 à 120 g par jour pour un poids de 60 à 75 kg.
90 g de blanc de poulet contiennent en moyenne 20 g de protéines

— viande blanche ou jambon maigre : les protéines sont associées à peu de graisses saturées. Portion moyenne par repas : 90 à 120 g de viande blanche ou de jambon maigre pour un poids de 60 à 75 kg.
90 g de viande blanche ou de jambon maigre contiennent 20 g de protéines.

— blanc d'œuf (0 % de matière grasse). Portion moyenne par repas 6 à 8 blancs d'œuf (sans jaune) pour un poids de 60 à 75 kg.
6 blancs d'œuf contiennent en moyenne 20 g de protéines.

— fromage blanc à 0 % de matière grasse (à éviter chez les femmes qui ont du surpoids et celles qui veulent perdre du poids). Portion moyenne par repas 250 g de fromage blanc.
250 g de fromage blanc contiennent en moyenne 20 g de protéines (8 g pour 100 g)
1 yaourt nature apporte 6 g de protéines.

— légumes secs (lentilles, haricots blancs, pois sec).
100 g de lentilles contiennent 20 g de protéines, 100 g d'haricot blanc 8 g de protéines.

— viandes rouges : elles contiennent des protéines mais elles ont l'inconvénient d'être riches en graisses saturées et en acide arachidonique, mauvais pour le cœur. À consommer avec modération.

Répartition des protéines dans la journée

Pour un poids de 60 kg, soit un besoin journalier de 60 g de protéines par jour.

— Petit déjeuner : 12 à 15 g de protéines.

— Déjeuner : 25 à 30 g sous forme de protéines de votre choix (poissons, blanc de poulet, fromage blanc en deuxième intention et à éviter chez les femmes qui ont du surpoids, légumes secs…).

— Dîner : 25 à 30 g sous forme de protéines de votre choix.

— Deux collations dans la journée, entre les repas principaux, avec chacune 6 à 7,5 g de protéines.

LES HYDRATES DE CARBONE (SUCRE)

Les hydrates de carbone fournissent le sucre, carburant nécessaire au fonctionnement du cerveau et des cellules.

Consommez des sucres à faible index glycémique pour maintenir un niveau d'insuline peu élevé et stable et de préférence :

— crudités : asperges, poireaux, radis, concombres, endives, salades vertes, tomates… en évitant maïs, carottes et betteraves qui sont trop sucrées et qui ont un index glycémique élevé.

— légumes verts cuits à la vapeur : haricots verts, aubergines, courgettes, champignons, choux, choux-fleur, brocolis, épinards, navets, céleris…

— un fruit pas trop sucré : petite pomme, kiwi, orange ou mandarine, pêche, petite nectarine, poire ou une tranche d'ananas et demi-pamplemousse, deux à trois abricots, une tasse de fraises mûres ou framboises, quelques cerises ou raisins. Sauf banane.

Besoin quotidien en graisses

Les graisses diminuent l'index glycémique des sucres et font sécréter moins d'insuline. De préférence, de bonnes graisses non saturées.

ÉQUILIBRE JOURNALIER ENTRE PROTÉINES, HYDRATES DE CARBONE ET LIPIDES

— 55 % des calories doivent être apportés sous forme d'hydrates de carbone (aliments contenant du sucre)

— 15 % des calories doivent être apportés sous forme de protéines

— 20 % des calories doivent être apportés sous forme de graisse (et moins en cas de réduction du poids)

Exemple pour une personne de poids moyen :

Les quantités ci-jointes sont à réduire de près de 15 % chez la femme et encore moins en phase de réduction de poids (où il faut réduire les quantités de graisse et d'hydrate de carbone).

	Lipides	Protéines	Hydrates de carbone
Petit déjeuner	12,5 g	15 g	55 g
Déjeuner	25 g	30 g	110 g
Dîner	25 g	30 g	110 g
Deux collations : Chaque collation	6 g	7,5 g	22,5 g

L'essentiel est de consommer à chaque repas les trois catégories d'aliments pour éviter le déséquilibre alimentaire et hormonal qui favorise la surcharge et le stockage des graisses. Il n'est pas question de doser au gramme près l'apport de chaque catégorie d'aliments. Mais d'en apporter en quantité suffisante sans sacrifier l'un ou l'autre ni déséquilibrer la part de l'un par rapport à l'autre.

Les cinq règles de l'équilibre nutritionnel

I Ne pas grignoter entre les repas

II Ne pas attendre d'avoir faim pour s'alimenter

III Manger à heure régulière

IV Ne pas trop espacer le temps entre deux repas : pas plus de 5 heures

— petit déjeuner vers 7 h 30

— déjeuner cinq heures plus tard vers 12 h 30

— collation cinq heures plus tard.

— dîner vers 19 h 30

— collation avant le coucher en cas de petit creux

V Ne pas consommer trop de calories : la ration calorique doit être répartie entre les repas. Petit déjeuner (15 % des calories). Déjeuner (40 % des calories). Dîner (40 % des calories). Deux collations (15 % des calories). Cette répartition permet de maîtriser la sécrétion d'insuline.

LA DIÉTÉTIQUE DE LONGÉVITÉ

Mangez moins et moins de calories

Vous gagnerez en vitalité et stockerez moins de graisses. Vous protégerez également vos batteries d'énergie. Les « entrées » de calories ne doivent pas dépasser les « sorties ».

Pratiquez une activité sportive d'endurance sans forcing.

Répartissez votre ration calorique journalière entre les trois repas.

Réduisez votre indice IMC.

Réduisez votre tour de taille.

Consommez moins de sucre

Moins de sucre dans la journée, moins de sucre par repas et moins de sucres rapides. L'excès de sucre est toujours stocké en graisses. Évitez les mauvais sucres à absorption rapide (sucreries, confiseries, pâtisseries).

Consommez de bons sucres à index glycémique faible, ceux qui n'élèvent pas le taux de sucre dans le sang et ne provoquent pas de sécrétion excessive d'insuline (légumes verts, fruits peu sucrés et féculents en petites quantités).

Consommez moins de graisses

Évitez les mauvaises graisses saturées (laitages gras, jaune d'œuf, abats, viande grasse, charcuterie...).

Consommez de bonnes graisses mono insaturées ou poly insaturées (poissons gras, huile d'olive), graisses riches en acides gras essentiels oméga 3, bons pour le cœur, le cerveau, et la peau.

Consommez des protéines

Et de préférence des protéines maigres (surtout poisson, blanc de poulet, dinde, viande blanche). La viande de dinde a pour avantage de contenir un acide aminé (la cystéine) indispensable à la synthèse du glutathion, protecteur de l'immunité.

Les protéines doivent constituer également l'élément de base de tout repas : c'est le meilleur coupe-faim.

Mangez de façon équilibrée

Chaque repas doit contenir .

— une bonne portion de protéines maigres
— une plus grande portion d'hydrates de carbone
— une petite portion de bonnes graisses

Trois règles positives	**Trois règles négatives**
— plus de bons sucres non raffinés	— moins de calories
— plus de bonnes protéines maigres	— moins de sucres et de mauvais sucres
— plus de bonnes graisses mono et poly-insaturées	— moins de graisses et de mauvaises graisses

Tableau des aliments qui ralentissent le vieillissement

Les bons sucres

— Ceux qui ne sont ni trop sucrés ni trop caloriques

— Et ceux qui ne provoquent pas de sécrétion excessive d'insuline, l'ennemie de notre jeunesse et de notre santé.

Les légumes verts

Apportés sous forme de crudités ou de légumes cuits à la vapeur.

À consommer en priorité sans restriction à chaque repas :

— aubergine
— courgette
— haricot vert
— chou
— chou-fleur
— brocoli
— asperge
— poireau

— épinard
— navet
— blette
— céleri
— tomate
— champignon
— oignon
— échalote
— cœur d'artichaut
— radis
— endive
— concombre
— poivron vert, rouge, jaune
— salade verte...

Le maïs, la betterave, la carotte, le potiron et les petits pois frais sont plus sucrés et à consommer avec modération.

Les fruits

Consommez de préférence les fruits les moins sucrés, 2 à 3 fruits par jour.

Fruits rouges de préférence :
— fraise
— framboise
— mûre
— myrtille

— pomme
— poire
— pêche
— nectarine
— prune
— kiwi
— orange

— mandarine
— abricot

pas plus de 1 à 2 fruits par repas selon la teneur en sucre du repas

— raisin
— pastèque
— melon
— cerise

à consommer en petite quantité

Les autres fruits sont plus sucrés
— ananas
— mangue
— papaye

à consommer en petite quantité

Les fruits secs
— figue sèche, raisin sec
— datte
— banane

sont trop sucrés à consommer avec beaucoup de modération

Les féculents

Ce sont des sucres lents qui ne provoquent pas de sécrétion excessive d'insuline mais sont trop caloriques et trop riches en sucre.

À consommer en petite quantité et toujours mélangés à une plus grande quantité de légumes verts.

Consommez de préférence les légumes secs :
— lentilles
— haricots blancs
— pois chiches

Les autres féculents sont des sucres moins lents :

— pomme de terre à éviter

— riz blanc à remplacer par du riz complet

— pâtes blanches à remplacer par des pâtes complètes

Les céréales

Les céréales complètes sont de bons sucres mais également trop caloriques et trop riches en sucre, à consommer avec modération.

— orge

— avoine

— flocons d'avoine à cuisson lente (pour le petit déjeuner)

— blé complet

— pain complet (pas plus d'une à deux tranches par repas)

Les bonnes graisses

Ce sont les graisses mono-insaturées et poly-insaturées (riches en acides gras essentiels oméga 3 bonnes pour la santé).

Les bonnes huiles à consommer en quantité limitée :

— huile d'olive

— huile de colza ou margarine de colza à tartiner

— huile de noix

— huile de sésame

— huile de poisson

Les poissons gras riches en oméga 3 (les poissons d'élevage sont moins riches en oméga 3) :

— saumon sauvage
— thon
— truite sauvage
— hareng
— sardine
— maquereau
— anchois

Mais aussi tous les autres poissons, turbo, cabillaud, colin, bar, sole.

— avocat
— olive
— noix de pécan
— noix de cajou *(sont à consommer en petite quantité)*
— amande
— cacahuète
— pistache

Le foie gras, le confit d'oie sont de bonnes graisses riches en vitamines bonnes pour le cœur à consommer toutefois avec modération.

Les bonnes protéines

Elles sont indispensables à l'équilibre nutritionnel de chaque repas.

— blanc d'œuf
— fromage blanc à 0 %

Les protéines maigres, celles qui sont associées à peu de mauvaises graisses :

— blanc de poulet
— blanc de dinde
— volaille sans peau
— viande blanche
— jambon maigre
— fruit de mer

Mais aussi les protéines de tous les poissons en général même les poissons gras sont de bonnes protéines. Et les protéines contenues dans certains féculents (lentilles, haricots blancs) et céréales complets.

Objectif numéro 4

Corrigez le déficit hormonal

La carence hormonale est une composante importante et constante du processus de vieillissement.

Est-ce une cause ou une conséquence ? Toute la dialectique est là ! La sécrétion des hormones baisse inexorablement avec l'âge et entraîne des symptômes physiques et biologiques qui sont aussi ceux qui accompagnent généralement la sénescence.

D'où la corrélation faite par les défenseurs de l'hormonothérapie. Quoi qu'il en soit, les glandes endocrines, qui produisent les hormones nécessaires à la vie, sont déficientes avec l'âge. La correction du déficit hormonal ne peut qu'enrayer les troubles spécifiques et améliorer dans le même temps l'état général qui en était affecté. D'où la nécessité de la correction du déficit hormonal pour être au mieux de sa forme. À condition que le déficit soit confirmé par des symptômes évocateurs et une biologie déficiente. C'est ce que préconisent les adeptes de l'hormonothérapie pour corriger le mauvais vieillissement. Associée aux autres thérapeutiques préventives et aux antioxydants, l'hormonothérapie complémentaire ne peut qu'être bénéfique, à condition qu'elle soit prudente et bien conduite. L'hormonothérapie substitutive est utilisée pour corriger le déficit hormonal dû à la ménopause. Et les femmes s'en trouvent rajeunies avec une meilleure peau, des os plus solides et un meilleur moral.

La polémique concernant le risque éventuel de l'hormonothérapie de la ménopause – surtout lorsqu'elle est prolongée et surdosée comme elle l'est dans certains pays – n'est pas terminée. De nouvelles études d'évaluation sont en cours. Ce type d'exemples d'hormonothérapie substitutive ou complémentaire peut s'appliquer à d'autres glandes endocrines dont la sécrétion hormonale baisse inéluctablement avec l'âge.

Et nous devons surveiller le niveau de nos hormones pour palier les déficiences fréquentes et plus marquées quand nous sommes dans la phase descendante de la vie, à partir de quarante ans, et beaucoup plus, passé soixante ans.

L'objectif de la supplémentation hormonale est de corriger la carence et d'atteindre, si possible, le taux hormonal qui existait à l'âge de trente/trente-cinq ans.

CORRIGER LE DÉFICIT EN DHEA

La correction des déficits hormonaux ne devrait commencer qu'entre quarante et quarante-cinq ans. Alors que les autres thérapeutiques antioxydants et anti-âge peuvent être entreprises plus tôt pour prévenir le processus d'oxydation qui nous rouille à petit feu.

Certains préconisent une hormonothérapie complémentaire dès trente ans, quand le niveau commence à amorcer sa baisse. C'est une attitude maximaliste. Il est toutefois intéressant de suivre l'évolution des niveaux d'hormones dès l'âge de trente ans pour avoir des repères de départ et de référence et pour dépister une chute anormalement rapide à corriger. Le principe de l'hormonothérapie substitutive est d'apporter une supplémentation là où il y a déficit et carence confirmés biologiquement et accompagnée de symptômes évocateurs de la carence.

Du fait de sa transformation en hormones mâles ou femelles, la supplémentation en DHEA ne peut être faite sans suivi médical. Ce n'est pas de l'aspirine ! Elle ne peut pas être non plus automatique. Elle doit être conseillée dans un contexte justifié par une baisse du niveau de DHEA : baisse de l'énergie, de l'enthousiasme, de l'appétit sexuel, relâchement musculaire contrastant avec un excès de graisse, sécheresse de la peau, diminution de la pilosité au niveau du pubis et des aisselles, le tout dans un contexte où l'on se sent et se voit vieillir.

La supplémentation en DHEA doit s'effectuer avec précaution :

— chez l'homme : après avoir vérifié l'état de la prostate pour éliminer tout risque de cancer (toucher rectal, échographie prostatique).

— chez la femme : après avoir vérifié l'état des seins, des ovaires et de l'appareil génital pour éliminer tout risque de cancer. La supplémentation en DHEA doit être prudente avant la ménopause et après la ménopause quand un traitement hormonal substitutif est déjà en cours.

Bénéfices de la supplémentation en DHEA :

— effet bénéfique sur l'état général qui se trouve nettement amélioré

— effet bénéfique sur l'état psychologique qui est dynamisé

— effet bénéfique sur la déprime qui accompagne souvent la sénescence. Cet effet est également dû à l'action anti-cortisol de la DHEA et à la régulation du taux de cortisol, souvent élevé dans les états dépressifs.

— effet direct au niveau du système nerveux central sur les récepteurs des neurotransmetteurs qui agissent sur l'humeur et l'éveil psychologique. D'où l'effet bénéfique sur le moral et le tonus psychologique. La DHEA favorise les interconnexions entre les neurones, ce qui est bénéfique pour la mémoire.

Un niveau faible de DHEA est souvent associé aux états dépressifs :

La DHEA pourrait avoir un effet direct sur la sérotonine. Mais on sait que le niveau bas de testostérone et d'œstrogènes lors du vieillissement (ménopause, andropause) ont également un effet dépresseur : les traitements par supplémentation de testostérone et d'œstrogènes produisent également un effet antidépresseur.

La DHEA, un précurseur hormonal, favorise :

— la synthèse de la testostérone chez l'homme. D'où l'effet bénéfique sur la libido, le tonus psychologique et la masse musculaire alors que la masse grasse diminue. Il n'est donc pas toujours nécessaire d'apporter un supplément en testostérone quand il y a déjà une supplémentation en DHEA. Sauf si le taux de testostérone est anormalement bas, lors du déficit androgénique lié à l'âge, et qu'il le demeure après supplémentation en DHEA. Car l'addition des deux supplémentations peut être excessive et parfois dangereuse.

— la synthèse des œstrogènes chez la femme. D'où l'effet bénéfique sur la libido et la sécheresse vaginale. Cet effet est plus marqué chez la femme âgée.

— la synthèse de l'IGF1, hormone anabolisante, qui est le facteur actif de l'hormone de croissance. Ce qui explique l'action bénéfique de la DHEA sur la masse musculaire.

La DHEA agit favorablement sur la densité osseuse :

La supplémentation en DHEA permet de prévenir l'ostéoporose qui fragilise l'os et touche 30 à 40 % des femmes ménopausées (3 millions de femmes en France). Cette action est due à la stimulation des cellules qui assurent la formation de l'os et à l'inhibition des cellules qui détruisent l'os. Cet effet bénéfique anti-ostéoporose de la DHEA est intéressant chez l'homme vieillissant mais aussi et surtout chez la femme ménopausée qui ne prend pas de traitement hormonal substitutif protecteur contre l'ostéoporose. Dans l'étude des professeurs Baulieu et Florette, la supplémentation en DHEA des femmes âgées a permis d'améliorer le renouvellement de l'os et de diminuer la perte osseuse. Il existe une corrélation flagrante entre des niveaux bas de DHEA et la faible minéralisation de l'os, ce qui confirme que le taux de DHEA est un marqueur du vieillissement et que sa supplémentation joue un rôle certain dans la prévention du vieillissement.

La supplémentation en DHEA stimule l'immunité :

La DHEA joue un rôle important dans la réponse immunitaire en réaction à une agression microbienne, virale ou tumorale. Avec l'âge, et plus encore après cinquante ans, le système immunitaire est moins performant. Les lymphocytes (globules blancs qui interviennent dans la défense immunitaire) et les cellules « tueuses » appelées NK diminuent fortement, de même que certaines cytokines produites par les lymphocytes T – interleukines 2 et interféron – qui sont des armes très puissantes. La supplémentation en DHEA renforce et stimule l'immunité des personnes âgées. Elle ramène le taux des cytokines, les armes de défense de l'organisme, à des niveaux protecteurs atteints à un âge plus jeune.

La supplémentation en DHEA ralentit le vieillissement de la peau :

Elle favorise l'hydratation de la peau et l'épaisseur de l'épiderme. Sous DHEA, la sécrétion de sébum augmente, donnant un meilleur aspect à la peau. Le jaunissement et les taches brunes s'estompent également. La DHEA renforce le collagène détruit au cours du vieillissement, ce qui rend la peau plus ferme et plus tonique. La DHEA inhibe l'enzyme « collagénase » qui détruit le collagène.

La supplémentation en DHEA améliore la résistance au stress :

Le stress diminue le taux de DHEA et inversement la supplémentation en DHEA améliore la réaction au stress grâce à son action anti-cortisol.

Signalons enfin que la supplémentation en DHEA stimule les fonctions cognitives et améliore la mémoire et qu'elle semble avoir un effet protecteur cardio-vasculaire, dû à la diminution du taux de cholestérol et de l'agrégation des plaquettes qui favorisent la formation des caillots.

La génération DHEA est sans conteste différente de celle sans DHEA : elle est plus jeune, plus dynamique et en meilleure santé.

Contre-indications de la prise de DHEA :

— les jeunes de moins de trente-cinq ans.

— les hommes porteurs de cancer de la prostate ou déjà traités. Prudence chez ceux qui ont un terrain prédisposé et qui ont dans leur famille proche des cas de cancer de la prostate.

— les femmes qui ont un cancer du sein ou qui ont un autre cancer génital (ovaires) et chez celles qui ont un terrain familial prédisposé.

— les femmes enceintes ou qui allaitent.

— prudence avant la ménopause sachant que la DHEA augmente la synthèse des œstrogènes.

— prudence après la ménopause pour celles qui ont un traitement hormonal substitutif.

Dose de DHEA recommandée : de 25 à 50 mg selon l'individu

Elle est fonction de la carence constatée lors du dosage du taux de sulfate de DHEA. La dose est à adapter dans le temps, en fonction de l'évolution du taux de DHEA. Dans l'étude Baulieu-Florette, ce sont les femmes (soixante-dix/soixante-dix-neuf ans) qui réagissent le mieux à la supplémentation en DHEA. Probablement parce qu'à cet âge elles ont au départ un taux plus bas que l'homme. Le taux de DHEA remonte rapidement après supplémentation à un niveau comparable à celui des femmes jeunes.

Effets indésirables : on signale des cas d'augmentation de la pilosité au niveau des aisselles et du pubis, mais toujours réversible. Des cas d'acné et de peaux grasses ont été également observés après supplémentation.

CORRIGER LE DÉFICIT EN TESTOSTÉRONE CHEZ L'HOMME

Près de 50 % des hommes de plus de cinquante-cinq ans ont un déficit en testostérone. Un déficit androgénique lié à l'âge (DALA) qui nécessite souvent un apport en testostérone quand ce déficit devient symptomatique :

— libido déficiente, rapports sexuels espacés, le volume de l'éjaculat plus réduit, érections spontanées plus rares.

— fatigue, psychasthénie (fatigue psychologique) et manque de combativité installés durablement.

À ce stade le déficit est évident. La confirmation doit être apportée par le dosage dans le sang de l'hormone mâle, la testostérone, dont le taux diminue inéluctablement de 1 % par an depuis l'âge de vingt-cinq ans pour devenir souvent insuffisant après cinquante/cinquante-cinq ans. La correction du déficit ne se fera qu'après contrôle prostatique, clinique, échographique et biologique comme pour la DHEA. Il est recommandé de pratiquer des contrôles prostatiques réguliers, au bout de trois mois de traitement puis au bout de six mois. La correction du déficit se fait par application d'un gel d'hormone sur le corps. Application quotidienne pendant un temps déterminé par le médecin. La dose quotidienne sera également adaptée, augmentée ou diminuée en fonction du taux de testostérone biodisponible, contrôlé au bout d'un mois de traitement.

Les bénéfices de la supplémentation en testostérone sont immédiats :

— la libido se trouve nettement améliorée, autorisant des rapports sexuels plus rapprochés.

— l'état général et psychologique s'améliore, de même que la qualité du sommeil.

— regain d'énergie et de combativité

— augmentation de la masse musculaire alors que la masse grasse diminue.

Des précautions particulières seront prises chez les sujets qui ont des apnées du sommeil. Les apnées peuvent être effectivement accentuées par l'hormonothérapie surtout chez les obèses et ceux qui ont une insuffisance respiratoire chronique (gros fumeurs).

Un apport supplémentaire de testostérone n'est pas toujours utile chez ceux qui prennent déjà de la DHEA. À moins que le déficit ne soit très important, et insuffisamment corrigé par la prise de la DHEA. Car la DHEA est elle-même un précurseur de la synthèse de la testostérone dans l'organisme. Attention donc au surdosage.

CORRIGER LE DÉFICIT EN ŒSTROGÈNES CHEZ LA FEMME

Avec l'allongement de l'espérance de vie, les femmes ménopausées sont pendant plus du tiers de leur vie privées de leurs hormones, les œstrogènes. Lors de la ménopause, la synthèse des œstrogènes par les ovaires est totale et brutale, contrairement à l'andropause chez l'homme dont les testicules continuent à produire de la testostérone. Le processus de la ménopause est principalement dû à une déficience de la stimulation cérébrale qui commande la maturation du follicule et sa transformation en ovule, et non, semble-t-il, à un épuisement du stock de follicules. Les œstrogènes sont les hormones de la féminité, de la bonne humeur, de l'enthousiasme, de la vitalité, de la jeunesse de la peau. Elles sont indispensables pour prolonger l'état de jeunesse.

Un déficit partiel en œstrogènes peut exister avant la ménopause. Il sera suspecté quand les règles deviennent peu abondantes voire absentes ; les cycles trop courts ou trop espacés ; les seins plutôt affaissés ; la chevelure moins abondante ; l'irritabilité plus grande ; l'apparition de bouffées de chaleur et l'amoindrissement du désir sexuel. Le déficit sera confirmé par le dosage hormonal. La correction des déficits avant la ménopause améliore généralement les symptômes. Elle ne peut se faire que sous contrôle médical.

La ménopause installée, le déficit en œstrogènes est total et la symptomatologie plus éloquente : les bouffées de chaleur deviennent gênantes, accompagnées de transpiration nocturne ; la fatigue et l'irritabilité plus importantes et la déprime plus fréquente.

Le traitement hormonal substitutif apporte des avantages indiscutables :

— arrêt des bouffées de chaleur et retour du désir sexuel.

— la peau devient plus jeune et moins ridée.

— les cheveux plus abondants, arrêt de la chute.

— les seins moins tombants.

— la muqueuse vaginale plus humide et les rapports sexuels moins douloureux.

— les yeux plus humides.

— l'état général nettement amélioré, plus dynamique et plus enthousiaste.

D'après l'AFSSAPS (Agence Française de Sécurité Sanitaire des Produits de Santé), ces avantages doivent être cependant évalués tous les ans.

Le traitement hormonal substitutif devra être entrepris à la dose minimale et de courte durée, moins de cinq ans. Le bénéfice au niveau de la minéralisation osseuse est capital. Le traitement hormonal substitutif de la ménopause permet de prévenir la perte osseuse et de réduire le risque de fracture. Cet effet persiste pendant quelques années après l'arrêt du traitement hormonal substitutif.

Attention : le bénéfice du traitement hormonal substitutif au niveau cardio-vasculaire et au niveau cérébral n'est pas confirmé. Il semble au contraire augmenter le risque de démence chez la femme de plus de soixante-cinq ans. Par ailleurs, étant donné le risque de cancer du sein corrélé à l'imprégnation œstrogénique prolongée du traitement hormonal substitutif – risque sensiblement augmenté chez les femmes qui ont reçu ce traitement –, l'AFSSAPS ne recommande pas de traitement hormonal substitutif chez les femmes ménopausées en bonne santé, sans troubles du climatère (bouffées de chaleur, transpiration...) et sans facteur de risque d'ostéoporose. Le rapport du bénéfice/risque est actuellement plutôt défavorable.

Le traitement hormonal substitutif pose donc un problème bénéfice/risque qui doit être évalué pour chaque intéressée. Dans tous les cas, il doit être contrôlé et surveillé de près. Le traitement hormonal substitutif est évidemment contre-indiqué :

— en cas de cancer du sein connu ou suspecté.
— en cas d'autre cancer de l'appareil génital.
— en cas d'antécédents thrombo-emboliques.

Le traitement hormonal subtitutif

Des études récentes (docteurs Agnès Fournier et Françoise Clavel-Chaperon – Inserm et Gustave Roussy) – portant sur 55 000 femmes ménopausées dont 30 000 sous traitement hormonal substitutif suivies régulièrement depuis 1990 – confirment que l'association d'œstrogènes à des progestatifs (produits à base de progestérone) de synthèse même pendant une période courte (moins de deux ans) augmente de façon significative le risque de cancer du sein dont le nombre de cas ne cesse d'augmenter d'année en année (40 000 nouveaux cas par an).

Alors que le risque ne semble pas être accru en cas d'association hormonale faite avec de la progestérone naturelle et micronisée. Cette bonne association (œstrogènes + progestérone naturelle) ne concerne aujourd'hui que 20 % des femmes traitées en France. Même dans ce cas et en attendant le résultat d'études complémentaires, cette meilleure association d'hormones ne devrait pas non plus dépasser plus de quatre ans.

L'utilisation d'hormone de croissance dans la prévention et le traitement du vieillissement est sujet à polémiques. La supplémentation est contestée par de nombreux milieux scientifiques, et interdite en France. On attribue à l'hormone de croissance un risque de développement des cellules cancéreuses présentes dans l'organisme et jusque là « latentes et dormantes ». Ce risque serait inexistant pour d'autres, adeptes de l'hormone de croissance et qui la préconisent à de très petites doses (0,25 à 1 unité internationale par jour). D'autres détracteurs lui attribuent également le risque de diabète tout aussi contesté par les mêmes défenseurs de l'hormone utilisée à petite dose et sous contrôle médical.

Quoi qu'il en soit, il n'est pas toujours nécessaire d'ajouter une supplémentation d'hormone de croissance à une supplémentation de DHEA, sachant qu'une prise de DHEA provoque déjà une augmentation de la synthèse de l'IGF1, qui est le messager de l'hormone de croissance. D'autre part, la maîtrise de la sécrétion d'insuline est aussi un bon moyen de maintenir physiologiquement la sécrétion de l'hormone de croissance et de l'IGF1 à un bon niveau. Dans la seconde partie de la vie, la sécrétion de l'hormone de croissance augmente quand le taux d'insuline diminue et inversement. Il suffit donc d'agir sur le taux d'insuline pour obtenir indirectement une augmentation de sécrétion d'hormone de croissance. L'excès de graisse diminue également la production de l'hormone de croissance alors que la consommation de protéines la fait augmenter.

L'hormone de croissance possède des effets anti-âge

Elle réduit la masse grasse de l'organisme, augmente la masse musculaire et la densité osseuse, et stimule l'immunité. Autant d'effets positifs qui font que l'hormone de croissance est considérée par certains comme une hormone anti-âge.

— réduction de la masse grasse et augmentation de la masse musculaire : cette action musculaire est due à l'action directe et anabolisante de l'IGF1 qui favorise la synthèse des protéines musculaires.

— augmentation de la densité osseuse : elle est de plus de 20 %, ce qui confirme une action préventive contre l'ostéoporose.

— amélioration de la peau : elle devient plus épaisse et plus tonique.

— l'hormone de croissance s'opposerait également à l'atrophie des organes (dont le cerveau) qui perdent avec l'âge jusqu'à 30 % de leur volume et une part de leur fonctionnement. Elle aurait aussi une action stimulante sur les défenses immunitaires.

Supplémentation en hormone de croissance

Elle se fait par injection quotidienne à la dose la plus faible de 0,25 à 1 unité internationale par jour. Toujours sous contrôle médical strict et sous contrôle du taux d'IGF1 qui est plus facile à doser que l'hormone de croissance. Le but de la supplémentation étant de retrouver un niveau d'IGF1 satisfaisant.

La supplémentation en hormone de croissance peut être obtenue indirectement par d'autres moyens qui stimulent naturellement sa production :

— la supplémentation et l'association d'autres hormones : DHEA, testostérone, prégnenolone et mélatonine. Le taux de l'hormone de croissance et de l'IGF1 augmente ainsi naturellement.

— l'exercice physique intensif et bref, contre résistance et sans excès, qui est un bon stimulant de l'hormone de croissance et de l'IGF1. L'excès peut aboutir à l'effet contraire.

— une bonne alimentation riche en protéines et l'arrêt du tabac.

— l'apport de certaines vitamines (niacine) et de certains acides aminés (arginine).

— une bonne gestion du stress dont le but est de faire baisser l'excès de cortisol.

CORRIGER LE DÉFICIT EN PRÉGNENOLONE

La prégnenolone est une hormone clef produite par les glandes surrénales, un véritable chef d'orchestre et un précurseur d'hormones parmi lesquelles l'aldostérone, la DHEA, la testostérone chez l'homme et les œstrogènes chez la femme. Le déficit en prégnenolone entraîne un déficit de la plupart des hormones, d'où l'intérêt d'une supplémentation quand le déficit est évoqué cliniquement et confirmé biologiquement par un taux bas inférieur à 2 ng par millilitre. La production de prégnenolone chute également avec l'âge. Le taux de l'hormone est maximal vers dix-sept ans. On observe aujourd'hui un regain d'intérêt pour cette hormone, longtemps laissée dans les oubliettes.

Ses effets bénéfiques :

— action bénéfique de premier plan sur la mémoire. Son efficacité sur la mémoire est de loin supérieure à toutes les autres hormones. Cet effet serait dû à son action directe au niveau de l'hippocampe, le centre de la mémorisation, où le niveau de prégnenolone baisse avec l'âge.

— action anti-fatigue et anti-stress. Cette action anti-stress est due à l'action anti-cortisol de la prégnenolone. Le cortisol étant élevé avec l'âge et dans les situations de stress chronique. Tous les effets délétères dus à l'effet du cortisol dont l'accélération du vieillissement et les troubles dépressifs sont réduits par la prégnenolone. Ce qui fait de la prégnenolone une hormone anti-stress, originale et intéressante. À utiliser cependant avec précaution.

— action anti-dépressive. La prégnenolone est un antidépresseur naturel. Cette action antidépressive serait due à une action inhibitrice sur les récepteurs cérébraux GABA dont l'activité excessive est facteur de dépression.

— action anti-rhumatismale. Contre l'arthrite et, d'après certaines études, action bénéfique dans la polyarthrite rhumatoïde mais à très fortes doses.

La supplémentation doit être prudente à cause de la production de testostérone et d'œstrogènes qu'elle entraîne : à dose modérée prise le matin, toujours sous surveillance médicale stricte et en tenant compte des autres supplémentations hormonales (notamment en DHEA, en testostérone et en œstrogènes).

Contre-indications

Cancer de la prostate, cancer du sein et cancer des ovaires.

CORRIGER LE DÉFICIT EN HORMONES THYROÏDIENNES

Produites par la glande thyroïde, située à la base du cou, les hormones thyroïdiennes sont l'hormone T4 (thyroxine, 90 % des hormones), elle-même précurseur de l'hormone T3 (triodothyronine, 10 % des hormones), plus active. Ces hormones interviennent dans la régulation du métabolisme calorique de l'organisme et dans l'assimilation des aliments. La conversion de l'hormone T4 en T3 diminue avec l'âge.

La supplémentation

Elle n'est nécessaire que lorsque le déficit est évoqué par des symptômes éloquents : frilosité ; impression de ralentissement psychologique et moteur ; tendance à la prise de poids et à la constipation ; extrémités souvent froides en dehors de l'existence d'une autre cause vasculaire (syndrome de Raynaud) ; bouffissure des paupières. La supplémentation doit être adaptée au contexte symptomatique et biologique, sous contrôle médical et contrôles sanguins répétés. Elle peut être isolée ou associée à d'autres hormones.

Attention au surdosage : il doit être suspecté en cas de nervosité, de palpitations, de bouffées de chaleur, de tremblements, de transpiration et d'amaigrissement.

Les bénéfices :

— action tonifiante physique et psychologique : on se sent plus éveillé et on devient plus actif.

— réchauffement général et réchauffement des extrémités.

— visage et paupières moins bouffies.

— peau moins sèche.

— réduction du poids et du tissu adipeux.

— amélioration du transit intestinal.

CORRIGER LE DÉFICIT EN MÉLATONINE

La mélatonine est sécrétée par la glande pinéale (épiphyse), qui se trouve au centre du cerveau. Sa production diminue avec l'âge.

La supplémentation en mélatonine n'est pas admise par tous dans la prévention du vieillissement. Certains, dont le professeur Baulieu, lui attribuent principalement un rôle dans la régulation de l'horloge biologique qui régule la notion jour/nuit, déréglée par les décalages horaires ou chez les personnes âgées. D'autres attribuent à sa baisse, l'aggravation de stress oxydatif. Sa supplémentation est donc pour le moment réservée, bien qu'elle ait vraisemblablement un effet anti-cortisol. Dans tous les cas, la mélatonine est bien tolérée.

Objectif numéro 5

Corrigez le déficit en oligoéléments et en antioxydants

Le vieillissement général est dû au stress oxydatif provoqué par les radicaux libres qui bombardent notre organisme à longueur de journée. La nature nous a dotés de systèmes de défense et de nettoyage de radicaux libres, mais ils deviennent déficients avec l'âge. Ce qui nous oblige à les renforcer par une supplémentation journalière et adaptée d'oligoéléments et d'antioxydants.

Le système de défense est assuré par les enzymes de la cellule : la SOD (superoxyde dismutase) et le GPX (glutathion peroxydase). Ces enzymes ont besoin de cofacteurs indispensables à leur action contre les radicaux libres et qui sont représentés par certains oligoéléments.

Pour renforcer le système enzymatique de défense et de neutralisation des radicaux libres, nous devons soit prendre de l'enzyme SOD – qui n'est efficace que par voie injectable et n'existe pas dans le commerce – ; soit apporter à l'organisme les cofacteurs nécessaires et qui sont eux-mêmes souvent déficitaires avec l'âge.

L'enzyme SOD a besoin du zinc, du cuivre et du manganèse.

L'enzyme GPX a besoin du sélénium et du glutathion.

SUPPLÉMENTATION EN ZINC

Le zinc est un minéral et un oligoélément essentiel. Il se trouve souvent en plus grande quantité dans les fruits de mer et les coquillages. La supplémentation journalière est recommandée pour améliorer le métabolisme général, notamment le métabolisme glucidique. Le zinc intervient effectivement dans la synthèse de l'insuline nécessaire au métabolisme du sucre. Mais également dans la synthèse de la testostérone : il peut être d'un appoint précieux pour renforcer la vitalité sexuelle. L'association « zinc + vitamine E » est très bénéfique pour la production de sperme. Le zinc est d'autre part un important stimulateur de l'immunité car il possède un rôle protecteur du glutathion et des protéines ; il renforce l'action du sélénium dans la défense contre les radicaux libres. Le zinc joue aussi un rôle bénéfique dans l'acné en diminuant l'inflammation des formes pustuleuses de l'acné. L'administration du zinc est mieux supportée sous forme de gluconate de zinc que sous forme de sulfate de zinc.

SUPPLÉMENTATION EN MANGANÈSE

Le manganèse est un minéral et un oligoélément nécessaire à l'action de l'enzyme SOD manganèse. La supplémentation quotidienne est recommandée dans la régulation de la défense anti-allergique.

SUPPLÉMENTATION EN CUIVRE

Le déficit en cuivre est synonyme de déficit de défense contre les radicaux libres et nous expose plus facilement aux infections, surtout ORL. Mais la surcharge en cuivre favorise par contre le stress oxydatif et le vieillissement. La supplémentation journalière, en cas de déficit, est de l'ordre de 2 à 4 mg. Attention aux excès qui favorisent au contraire l'oxydation.

SUPPLÉMENTATION EN SÉLÉNIUM

Fondamental dans de nombreuses fonctions métaboliques, le sélénium est un minéral et un oligoélément majeur qui agit à très faible dose. Il est indispensable à l'action défensive de l'enzyme GPX, deuxième ligne de neutralisation des radicaux libres. L'importance du sélénium a été confirmée par des études faites dans certaines populations carencées en Chine ou à Cuba : l'alimentation supplémentée en sélénium a fait régresser de nombreuses maladies dégénératives. Des études épidémiologiques constatent un déficit fréquent d'apport chez les européens du Nord. Même avec une alimentation variée, il est souvent difficile d'atteindre la dose journalière recommandée.

— le sélénium est essentiel pour le système immunitaire et pour les défenses contre le risque de cancer. C'est un stimulant de l'immunité. La supplémentation quotidienne en sélénium réduit de façon notoire l'incidence de nombreux cancers. Cet effet bénéfique est lié à son effet stimulant de la réponse immunitaire et à son effet sur l'induction de l'apoptose (la mort des cellules cancéreuses qu'il favorise). Et à l'augmentation de la production d'une protéine anti-tumeur appelée P53. Des études faites au cours de certaines épidémies virales ont montré qu'un déficit en sélénium pouvait induire une modification du génome viral et accroître la virulence de certains virus. L'épidémie de neuropathie optique (maladies des yeux) à Cuba en 1990, due à un virus coxakie, a montré qu'elle était liée à un manque d'antioxydants alimentaires et au tabagisme pro-oxydant. L'épidémie n'a régressée qu'après une supplémentation d'antioxydants et de sélénium. Une épidémie de cardiopathie qui a frappé en 1970 la population chinoise de Keschan, due également au virus coxakie, a montré que la maladie était fortement favorisée par la pauvreté du sol chinois en sélénium.

— le sélénium joue un rôle important dans la protection cardio-vasculaire et possède un rôle protecteur contre le risque d'athérome et d'artériosclérose.

— le sélénium enraye le déclin cognitif : une étude portant sur 1 389 personnes âgées de soixante à soixante-dix ans suivies depuis 1991 montre que la baisse du taux de sélénium liée à l'âge s'associait au déclin des fonctions cognitives. Plus de 9 millions de Français ont aujourd'hui plus de soixante-cinq ans. Les démences séniles incluant la maladie d'Alzheimer touchent 5 % des personnes de plus de soixante-cinq ans et 18 % des personnes de plus de soixante-quinze ans. La perte des fonctions cognitives résulte principalement du processus neurodégénératif et des lésions cérébro-vasculaires dues au stress oxydant. L'apport de sélénium contribue à protéger les neurones et à « limiter les dégâts » provoqués au niveau cérébral.

— l'humeur serait particulièrement sensible au taux de sélénium. Un faible taux de sélénium est associé à l'humeur dépressive. Une supplémentation améliore l'humeur.

— le sélénium possède une action bénéfique contre la dégénérescence de la macula liée à l'âge (DMLA). La DMLA est une maladie oculaire souvent liée au stress oxydatif ; elle représente la première cause de malvoyance chez les plus de cinquante ans. Sa fréquence augmente avec l'âge (60 % après quatre-vingt-dix ans). Une étude portant sur 48 personnes de plus de cinquante ans présentant une forme débutante de DMLA et recevant du sélénium pendant deux ans a montré des effets bénéfiques sur l'acuité visuelle, la vision des contrastes et le champ visuel.

— le sélénium améliore la tolérance et l'utilisation du sucre. Chez la souris diabétique, il a été démontré que la supplémentation en sélénium permettait de mieux équilibrer le métabolisme du sucre. Le sélénium aurait une action similaire à celle de l'insuline qui est nécessaire à l'utilisation du sucre absorbé.

— le sélénium présente une action bénéfique dans le traitement de l'acné. Les patients atteints d'acné « vulgaire » ont généralement un taux bas de sélénium. La supplémentation en sélénium à des doses importantes, associée à la vitamine E, permet de réduire l'apparition des pustules.

— le sélénium joue un rôle de photo-protection contre les UVB du soleil.

Il protège la peau contre les dommages provoqués par le soleil ; cette action protectrice est due à son action antioxydante, à une réduction de l'oxydation des graisses de la peau et à une réduction des lésions de l'ADN cutané dû aux radicaux libres.

SUPPLÉMENTATION EN GLUTATHION

Le glutathion est un cofacteur indispensable à l'action antioxydante de l'enzyme GPX. Sa supplémentation est difficile à réaliser. En effet, le glutathion est rapidement décomposé dans l'intestin, ce qui le rend inefficace. Pour augmenter le taux de glutathion dans le sang et dans nos cellules, il est préférable de favoriser sa synthèse qui se fait principalement dans le foie, à partir de certains précurseurs plus faciles à assimiler : vitamine C, cystine, protéines du petit lait, acide alpha-lipoïque, glutamine, méthionine, vitamines B6 et B2, sélénium. Le glutathion joue un rôle important de détoxification des toxines, des métaux lourds, des pesticides et des solvants absorbés par l'organisme. Ces substances toxiques sont transformées en produits solubles dans l'eau puis éliminés dans la bile et dans les urines. Dans la maladie d'Alzheimer, la concentration en aluminium est souvent anormalement élevée dans le cerveau : elle serait liée à une faible élimination des métaux lourds due à une baisse du glutathion. La diminution du taux de glutathion qui accompagne le vieillissement est à l'origine de la baisse des défenses immunitaires et du risque de cancer. Le manque de glutathion dans le cristallin des personnes âgées favorise également le développement de la cataracte. D'où l'intérêt de la supplémentation en précurseur du glutathion.

SUPPLÉMENTATION EN ANTIOXYDANTS

Le système de nettoyage consiste à piéger et à éliminer les radicaux libres qui n'ont pas été neutralisés par le système enzymatique.

Il constitue la dernière ligne de protection. Le système de nettoyage est assuré par les antioxydants. Ce sont principalement la vitamine E, la vitamine C, le bêta-carotène, les caroténoïdes, la vitamine A, le coenzyme Q10, l'acide alpha-lipoïque, les flavonoïdes, les polyphénols, le ginkgo-biloba, le sélénium et le glutathion. À noter, l'intérêt récent pour la papaye fermentée.

Au cours de l'étude française Suvimax, 15 000 personnes ont reçu pendant huit ans soit un placebo soit une supplémentation en antioxydants comprenant vitamine C (120 mg par jour), vitamine E (30 mg par jour), bêta-carotène (6 mcg par jour), zinc (20 mg par jour), sélénium (100 mcg par jour). À la fin de l'étude, en juin 2003, il a été démontré une diminution de 31 % de l'incidence de cancer ainsi qu'une réduction de 35 % de la mortalité totale chez l'homme.

60 % des Américains consomment régulièrement des suppléments nutritionnels. L'étude publiée par l'American

Journal of Nutrition (1996) et portant sur 11 178 personnes suivies pendant neuf ans a montré que la supplémentation nutritionnelle d'antioxydants augmente de façon certaine la durée de vie et réduit le risque de décès par crise cardiaque de 34 % et la mortalité par cancer de 53 %. La simple prise de sélénium, en dose conséquente, réduit la mortalité par cancer de 50 % (étude publiée en 1996 par le journal américain JAMA). Lorsque la vitamine C est prise avec la vitamine E en doses conséquentes, la réduction de la mortalité passe de 34 % à 42 %.

Vitamine E

La vitamine E protège et renforce la stabilité des membranes cellulaires contre l'agression des radicaux libres. On trouve la vitamine E dans le poisson, le germe de blé, la noix. La vitamine E joue un rôle fondamental contre l'oxydation des graisses contenues dans les membranes cellulaires. Et plus particulièrement contre l'oxydation du mauvais cholestérol LDL. Elle s'oppose ainsi à l'oxydation des membranes, à la formation, et au dépôt des plaques de cholestérol au niveau des artères. La vitamine E est soluble dans les graisses, ce qui lui permet de jouer un rôle important au niveau des lipides des membranes. Cette action contre l'oxydation des graisses permet de prévenir les maladies cardio-vasculaires mais aussi de nombreuses maladies dégénératives favorisées par l'oxydation des graisses : rétinopathie diabétique et néphropathie diabétique, maladies neurodégénératives et cancers. Une alimentation riche en vitamine E diminue incontestablement le risque de maladie coronarienne et d'accident vasculaire cérébral. Une étude faite à Cambridge portant sur 2 000 patients consommant une dose importante de vitamines E a permis de constater une réduction du risque d'infarctus de 77 % par rapport au groupe témoin sous placebo.

— La supplémentation durable en vitamine E renforcée par une supplémentation en vitamine C permet de protéger l'activité cérébrale et les fonctions cognitives. Une supplémentation en forte dose de vitamine E (2 000 unités par jour pendant deux ans) peut permettre d'obtenir un ralentissement notoire de la maladie d'Alzheimer.

— La vitamine E est l'un des meilleurs protecteurs de la peau contre les effets du vieillissement. La glycation est nettement bloquée par la vitamine E.

— Après une exposition solaire prolongée les taux de vitamines E et C de la peau sont nettement réduits, favorisant l'oxydation des lipides de la peau, l'apparition des taches brunes de vieillissement et l'altération de l'immunité. La supplémentation en vitamine E faite avant et pendant l'exposition solaire permet de protéger la peau contre les effets nocifs du soleil et de protéger également l'immunité de l'organisme.

— La supplémentation régulière stabilise la sécrétion d'insuline et le taux de sucre dans le sang, ce qui réduit le risque de diabète à la maturité.

— La prise régulière de vitamine E réduit de 60 % le risque de cataracte.

Supplémentation conseillée : en moyenne 400 UI par jour. Au-delà de cette dose certains auteurs lui attribuent un rôle non bénéfique.

Vitamine C

La vitamine C est le premier piégeur de radicaux libres, ce qui lui confère un rôle protecteur contre les maladies dégénératives. La vitamine C est soluble dans l'eau, ce qui lui permet d'être active dans les milieux liquides et dans le plasma alors que la vitamine E est plus active au niveau des graisses qui constituent les membranes cellulaires. Il existe une synergie d'action entre vitamine E et vitamine C, d'où l'intérêt de les associer pour lutter contre le processus d'oxydation qui accompagne le vieillissement pathologique.

— La vitamine C réduit la propagation des graisses oxydées des membranes cellulaires vers la cellule ;

— Elle réduit également le taux de mauvais cholestérol LDL et elle augmente le taux de bon cholestérol HDL. D'où l'effet protecteur cardio-vasculaire.

— La vitamine C renforce les défenses immunitaires et augmente la production d'anticorps (IGM) et d'interféron, ce qui lui confère à de très fortes doses un rôle anticancéreux.

— La vitamine C possède également un rôle préventif en neutralisant certains additifs et conservateurs alimentaires dont les nitrites ou pesticides utilisés dans l'agriculture et qui seraient cancérigènes pour l'estomac, l'œsophage et d'autres organes.

— La vitamine C permet d'éliminer les métaux lourds et toxiques pour l'organisme comme le plomb. Elle stimule la fonction hépatique de détoxification des substances toxiques comme les pesticides contenus dans l'alimentation et l'alcool en excès.

— Elle protège contre l'effet toxique du tabac. Les fumeurs ont généralement un taux bas de vitamine C : chaque cigarette fumée détruit 25 à 50 mg de vitamine C.

— La vitamine C étant indispensable à la synthèse des hormones sécrétées lors du stress, l'adrénaline et le cortisol, elle est incontestablement une vitamine antistress.

— La vitamine C permet de régénérer le glutathion oxydé et de le transformer en glutathion réduit indispensable à l'action enzymatique contre les radicaux libres.

— Elle régénère la vitamine E oxydée et la vitamine B.

— La vitamine C est indispensable à la synthèse du collagène, principal constituant des protéines (30 %), de la peau, des cartilages, des muscles, des os, des parois des vaisseaux, des dents…

— La vitamine C est l'antioxydant le plus abondant au niveau de la peau qu'elle protège contre le vieillissement et l'effet du soleil.

— La vitamine C est également nécessaire à la synthèse de la L. carnitine, acide aminé nécessaire au transport de graisses vers les mitochondries où elles sont brûlées et transformées en énergie.

Pour être efficace, la supplémentation en vitamine C doit être supérieure à 1 g voire à plusieurs grammes en cas de stress, de surmenage, de fatigue et de maladies.

Vitamine C + Vitamine E

C'est une supplémentation synergique et très active. L'association vitamine C et vitamine E joue un rôle protecteur et photoprotecteur au niveau de la peau. Les maladies cérébrales dégénératives dont la maladie d'Alzheimer s'accompagnent souvent d'un faible taux cérébral de vitamines C et E. La supplémentation associée à dose importante permet de ralentir la progression des lésions et de la maladie. Elle est encore plus active contre l'insulinorésistance et la mauvaise tolérance des sucres. L'association renforce la paroi artérielle, action confirmée par la mesure de l'indice IMT par écho Doppler artériel carotidien. L'association vitamine C et vitamine E joue un rôle protecteur contre la dégénérescence de la macula liée à l'âge (DMLA) et permet de réduire ce risque de 50 %. Cette protection est renforcée par l'apport supplémentaire de pigments protecteurs (lutéine et zéaxanthine).

Bêta-carotène

C'est une provitamine A et un antioxydant très actif. Un pigment que l'on trouve dans les végétaux comme la carotte, la papaye, les abricots, la salade verte et les épinards (alors que la vitamine A se trouve surtout dans les produits laitiers, le foie et les œufs).

C'est un piégeur de radicaux libres très actif au niveau de la rétine qu'il protège contre l'oxydation et au niveau de la peau qu'il protège contre la photosensibilisation. La carence en bêta-carotène se manifeste par un dessèchement de la peau, un épaississement de la couche cornée donnant un aspect rugueux et une atrophie des glandes sudoripares. Comme la vitamine E, le bêta-carotène est soluble dans les lipides et très active au niveau des membranes cellulaires. Il n'est cependant pas actif contre l'oxydation du cholestérol LDL et ne possède donc pas d'effet protecteur cardio-vasculaire. Les graisses oxydées par les radicaux libres favorisent le processus cancéreux. Les personnes âgées prenant du bêta-carotène ont des cellules tueuses NK très actives contrairement aux personnes âgées qui n'en prennent pas. L'association synergique vitamine E plus bêta-carotène (mais à dose nutritionnelle) est encore plus protectrice contre le cancer. Une prudence s'impose cependant chez le fumeur pour lequel cette association est déconseillée voire dangereuse. La supplémentation en bêta-carotène est recommandée pour se protéger contre le stress oxydatif et le risque de cancer. L'alimentation souvent pauvre en fruits et en légumes n'est pas toujours suffisante par rapport à nos besoins. La dose journalière nécessaire est de l'ordre de 10 à 15 mg de bêta-carotène ou de 5 000 unités par jour. Attention aux doses élevées qui peuvent au contraire augmenter l'incidence de cancer (et plus particulièrement chez le fumeur).

Les autres caroténoïdes

Les caroténoïdes sont des pigments rouges, jaunes et orange qui donnent de la couleur aux fruits et aux légumes.

Ce sont des antioxydants importants. Parmi eux, le licopène, la lutéine, le zéaxanthine

Licopène. Il donne leur couleur aux tomates, aux pastèques, aux pamplemousses roses et aux papayes. L'organisme ne synthétise pas le licopène ; il doit être apporté dans l'alimentation ou la supplémentation nutritionnelle. La tomate représente la source la plus importante de licopène. La biodisponibilité du licopène est plus grande dans les produits à base de tomates (jus de tomate) que dans la tomate crue. La consommation régulière de légumes et de jus de fruits diminue le risque de cataracte.

— Le licopène est un puissant antioxydant : 2 fois plus puissant que le bêta-carotène et 10 fois plus que la vitamine E.

— Le licopène est protecteur contre l'oxydation des graisses et contre celle du LDL cholestérol ce qui lui confère un rôle important *dans la protection cardio-vasculaire.*

— Un apport important de licopène réduit de 50 % le risque d'ischémie cardiaque.

— Il est un protecteur contre l'oxydation de l'ADN. Ce qui lui confère un rôle important dans la protection contre le cancer. Il inhibe la croissance des cellules cancéreuses en interférant avec le facteur de croissance et de progression des cellules, notamment pour les cancers de la prostate, de l'estomac et des poumons. Il a été également prouvé que le licopène réduit la taille des tumeurs. Le licopène est naturellement concentré au niveau de la prostate. Une étude faite sur le risque de cancer du sein a montré que plus le taux de licopène dans le sang est élevé plus le risque de cancer du sein est réduit. Il en est de même pour le cancer de la prostate qui est réduit de 50 % chez les personnes âgées qui consomment beaucoup de produits à base de tomate.

— Le licopène est également protecteur contre le diabète.

Lutéine et zéaxanthine. Ils protègent la rétine et le cristallin contre les radicaux libres produits par l'exposition à la lumière et au soleil. Ils sont fortement concentrés au niveau de la rétine. La prise de lutéine diminue le risque de dégénérescence de la macula (DMLA) et celui de la cataracte. D'autres études confirment le rôle protecteur de la lutéine contre le risque cardio-vasculaire. Après une supplémentation prolongée en lutéine, l'indice IMT de rigidité vasculaire diminue. La lutéine et la zéaxanthine joue également un rôle protecteur contre le risque de cancer.

Le contenu en caroténoïdes est très variable d'un fruit et d'un légume à l'autre. Variable selon sa fraîcheur, sa variété et son conditionnement. L'alimentation équilibrée n'est pas toujours suffisante pour nous apporter les quantités de caroténoides dont notre organisme a besoin pour se protéger contre le processus d'oxydation, et contre le risque cardio-vasculaire et cancérigène. D'où l'importance d'une supplémentation journalière constituée de tous les caroténoïdes, en complément d'une alimentation équilibrée.

SUPPLÉMENTATION EN VITAMINE A

La vitamine A (rétinol) est une vitamine antioxydante. On la trouve dans l'huile de foie de morue, les foies d'animaux, les carottes, les épinards, le beurre, l'œuf, le fromage, l'abricot. La carence en vitamine A se traduit par une atteinte de la rétine : diminution de la vision crépusculaire, atteinte de la cornée, sécheresse voire atrophie de la cornée, conjonctivite, ulcération de la cornée... La carence augmente la sensibilité aux infections virales. Les propriétés antioxydantes de la vitamine A ont un effet protecteur contre le cancer mais à dose faible. À dose élevée (supérieure à 20 000 UI) elle aurait un effet contraire (pro cancéreux). La vitamine A favorise la synthèse des protéines et agit favorablement au niveau de la structure des membranes cellulaires. Besoins journaliers en vitamine A : 3 500 unités internationales ou 1 000 mcg par jour (60 % sous forme de bêta-carotène). Attention au surdosage en vitamine A. L'intoxication se traduit par des nausées, des vomissements et des troubles visuels, en cas de surconsommation de 500 000 unités internationales ou 150 mg.

SUPPLÉMENTATION EN POLYPHÉNOLS ET FLAVONOÏDES

Ce sont des composés présents dans les plantes comme le raisin et l'extrait de pépin de raisin, le thé vert, la myrtille et principalement le pycnogénol et le ginkgo-biloba. Ce sont des piégeurs de radicaux libres dangereux (dont le radical hydroxyl et le monoxyde d'azote). Ils inhibent également la peroxydation des membranes, ce qui leur confère un rôle protecteur cardio-vasculaire. Toutefois, cet effet bénéfique n'est pas confirmé par une étude faite en Grande-Bretagne et aux États-Unis, contrairement à l'étude faite en Hollande où la grande consommation de thé semble être corrélée avec une baisse du risque coronarien. Le débat est ouvert !

Ginkgo-biloba

C'est un important antioxydant de la famille des polyphénols. Il semble avoir un rôle neuro-protecteur au niveau du cerveau. Il facilite la neurotransmission cérébrale et améliore la mémoire, souvent défaillante avec l'âge. Le ginkgo-biloba possède également un effet vasodilatateur au niveau de la circulation générale et cérébrale qui améliore la vascularisation et la microvascularisation au niveau de l'œil et de l'oreille interne. Le ginkgo-biloba semble avoir un rôle anti-cortisol : le ginkgo-biloba abaisse les niveaux élevés de cortisol observés dans les réactions prolongées de stress.

Une étude récente confirme le rôle du ginkgo-biloba dans la prévention de la maladie d'Alzheimer et même dans l'amélioration de la maladie (effet bénéfique contre le dépôt de substance amyloïdes dans le cerveau).

SUPPLÉMENTATION EN OMÉGA 3 ET OMÉGA 6

Ces acides gras essentiels poly-insaturés sont indispensables à la santé. L'organisme ne peut pas les synthétiser : ils ne peuvent être apportés que par l'alimentation ou la supplémentation nutritionnelle. L'acide gras essentiel, alpha-linolénique est le chef de file des oméga 3 et l'acide linoléique est le chef de file des oméga 6.

L'alimentation occidentale est déséquilibrée et carencée en oméga 3 et riche en oméga 6.

Ce déséquilibre est préjudiciable pour la santé. L'excès relatif d'oméga 6 empêche souvent l'utilisation des omégas 3.

Oméga 3

Les acides gras oméga 3 sont protecteurs contre le risque cardio-vasculaire et l'infarctus du myocarde. C'est leur principal atout. Ils diminuent également le taux de triglycérides, le taux de cholestérol et l'inflammation au niveau de la paroi des artères. Cette action alors confère un effet bénéfique contre l'artériosclérose. Une étude faite sur 600 cardiaques coronariens, les uns observant un régime normal et les autres un régime de type crétois riche en poissons, a montré une réduction du risque d'infarctus du myocarde de 73 % et une réduction de la mort subite. Une seconde étude sur des personnes ayant eu un infarctus, a montré que ceux qui consommaient du poisson gras ou simplement 300 g de poisson par semaine avaient moins de récidives d'infarctus que les autres. Une autre étude italienne portant sur 10 000 cardiaques hospitalisés pour infarctus et recevant des capsules d'oméga 3 a également montré que la prise quotidienne d'oméga 3 réduisait le risque d'infarctus de 30 % et celui de mort subite de 45 %. Cet effet bénéfique des oméga 3 – principalement favorisé par l'EPA – est dû à leur action sur les graisses sanguines, sur la coagulation et sur la paroi artérielle qu'elles assouplissent.

Les oméga 3 sont également bénéfiques pour le cerveau grâce à l'action du DHA – leur autre constituant – et pour un meilleur équilibre nerveux : plusieurs études confirment que les dépressifs ont souvent un déficit en oméga 3.

Ils possèdent également un effet anti-inflammatoire et anti-allergique grâce à la production de prostaglandines (PG3). De plus, les oméga 3 favorisent, dans le fœtus, le développement de la rétine et du cerveau. D'où l'intérêt d'apporter aux femmes enceintes, en fin de grossesse, une supplémentation d'oméga 3 afin d'assurer un meilleur développement du fœtus. C'est le foie de la maman qui fera la transformation – en DHA et EPA – et fournira au fœtus la quantité nécessaire de DHA pour le développement du cerveau. L'apport d'oméga 3 après l'accouchement aurait également pour avantage d'agir sur la déprime et sur les troubles de l'humeur souvent observés dans le post-partum.

On trouve les oméga 3 dans les huiles végétales vierges première pression à froid (huile de colza, huile de lin, huile de noix, huile de germe de blé) et les huiles de poissons gras (saumon, morue, sardine, hareng, anchois, maquereau, thon). La supplémentation en oméga 3 est indispensable chez les sujets ayant un taux de triglycéride ou de cholestérol élevé ; mais elle doit être équilibrée par rapport à l'apport en oméga 6. L'excès relatif d'oméga 6 empêche l'utilisation d'oméga 3 et réciproquement. Une consommation journalière de 200/300 g de poisson gras ou de 2 cuillères à soupe d'huile de colza ou d'huile de noix suffit.

Oméga 6

Une alimentation trop riche en oméga 6 favorise le vieillissement du cerveau et le développement de la démence sénile. Les oméga 6 d'origine végétale favorisent surtout la synthèse de prostaglandines (PG1) anti-inflammatoires. Ils régulent les neurotransmetteurs dans le cerveau et ont une action favorable sur le comportement. Ils s'opposent à l'hypersécrétion d'œstrogènes, responsable des troubles menstruels. Action également favorable sur les sécrétions salivaire et lacrymale et sur l'élasticité de la peau. La déficience en oméga 6 favorise l'acné et la sécheresse de la peau. Les oméga 6 d'origine animale (contenus dans les viandes rouges et les laitages gras...) favorisent d'autre part la synthèse de prostaglandine (PG2) pro inflammatoires et pro allergiques.

On trouve les oméga 6 dans les huiles végétales : huile d'onagre vierge première pression à froid, huile de bourrache, huile de tournesol vierge.

On en trouve également dans : les laitages gras, viandes rouges et foie.

Attention : le chauffage ou le raffinage de ces huiles entraîne la formation de graisses toxiques.

La supplémentation en oméga 6 doit se faire de façon équilibrée par rapport aux oméga 3.

LA DYNAMIQUE DE LA LONGÉVITÉ : UNE ASSOCIATION ORIGINALE DE SUBSTANCES PROTECTRICES ET DYNAMISANTES

La protection des mitochondries[1] – les centrales qui fournissent l'énergie[2] à tout l'organisme – est un objectif prioritaire du programme anti-âge et une condition essentielle pour bien vieillir et garder longtemps une bonne énergie et une bonne physiologie.

La fatigue – physique et intellectuelle – qui accompagne inéluctablement le processus de vieillissement n'est en fait que l'expression de la détérioration et de la destruction des mitochondries par les radicaux libres produits en excès tout au long de la vie[3]. Et le vieillissement des mitochondries serait l'un des principaux facteurs du vieillissement. Nos cellules ont impérativement besoin de l'énergie fournie par les mitochondries pour assurer les fonctions vitales, la réparation de l'ADN endommagé par les radicaux libres et la synthèse des neurotransmetteurs dans le cerveau. Les cocktails de vitamines ne suffisent pas à répondre à cette usure des mitochondries : il faut nécessairement s'attaquer à l'origine du « mal », la production excessive de radicaux libres et leurs conséquences délétères sur les mitochondries. L'association de certains suppléments nutritionnels s'avère particulièrement active et dynamisante. Elle permet à la fois de recharger les centrales d'énergie et de les protéger contre le processus oxydatif responsable du vieillissement général.

1. Au top de notre état de jeunesse, nous possédons dans l'ensemble de nos cellules plus de 10 milliards de mitochondries et beaucoup moins d'année en année au fur et à mesure que nous prenons de l'âge.

Et dans chaque cellule on compte plusieurs centaines de mitochondries (50 à 250 par cellule).

2. Énergie qui est indispensable pour l'activité des muscles, du cœur, du cerveau et de tous les organes.

3. Avec l'âge, les mitochondries vieillissent, deviennent plus petites, moins nombreuses, et moins efficaces.

L'association du coenzyme Q10, de la L. carnitine et de l'acide alpha-lipoïque est particulièrement synergique et dynamisante ; elle présente des actions protectrices indispensables au niveau cardiaque, musculaire, cérébral et immunitaire.

Des expériences faites en Californie sur des rats âgés confirment le pouvoir rajeunissant des substances qui protégent les mitochondries. Après un mois de supplémentation, les vieux rats ont recouvré de la jeunesse et beaucoup d'énergie, équivalente à celle des jeunes rats, et plus de mémoire. Des effets similaires sont aujourd'hui observés chez l'homme.

Le coenzyme Q10, meilleur nutriment pour protéger et renforcer l'activité cardiaque

Ce dynamisant fournit aux mitochondries du myocarde (le muscle cardiaque) l'énergie dont il a besoin pour fonctionner de façon optimale. Sans apport suffisant de coenzyme Q10, le myocarde est moins efficient pour activer la pompe cardiaque et assurer une irrigation satisfaisante. De nombreuses études confirment aujourd'hui l'action bénéfique du coenzyme Q10 chez les cardiaques qui en consomment régulièrement…

Il aurait également une action bénéfique sur les troubles du rythme cardiaque. Le Q10 est d'autre part un antioxydant puissant, ce qui lui confère un rôle protecteur contre l'oxydation du cholestérol et donc contre l'artériosclérose. Le Q10 a pour autre avantage majeur de stabiliser les plaques d'athérosclérose.

Le Q10 active d'autre part l'activité cérébrale et la cognition. À fortes doses, il présente une action bénéfique sur la maladie de Parkinson. Il aurait également une action stimulante sur les défenses immunitaires.

La capacité de l'organisme à fabriquer du Q10 diminue manifestement avec l'âge – moins de 25 % de

Q10 après cinquante ans – et son taux devient alors particulièrement bas dans toutes les mitochondries. D'où l'intérêt de pallier cette déficience. Le Q10 est un protecteur de choix des mitochondries (il joue le rôle de coenzyme pour l'activité de plusieurs enzymes essentiels de la mitochondrie). Les personnes qui ont du cholestérol et qui prennent un traitement à base de statine (zocor...) ont également besoin de prendre un supplément de Q10 dont la synthèse est diminuée par les statines.

L'acetyl L. carnitine, dynamisant des muscles et du cerveau

C'est un nutriment de choix pour les mitochondries et la production d'énergie. Il est indispensable pour « ravaler » les centrales d'énergie et pour leur faire produire plus d'énergie nécessaire à l'activité de toutes les cellules, en particulier des cellules musculaires. Cette action bénéfique est due à son rôle de transporteur des graisses et des acides gras vers les mitochondries où elles sont brûlées et transformées en énergie. En l'absence de L. carnitine, les centrales manquent du carburant nécessaire à la production d'énergie : les graisses ne sont pas transportées et s'accumulent dans les tissus graisseux et dans les muscles. Cette accumulation de graisses serait l'un des facteurs du diabète de la maturité. En effet l'accumulation des graisses dans les muscles induit une insulino-résistance qui réduit l'action de l'insuline et l'utilisation du glucose par les cellules, ayant pour conséquence l'accumulation du sucre dans le sang favorisant le diabète de la maturité. La L. carnitine est indispensable à l'action de l'insuline et à l'utilisation du sucre par la cellule. Les taux de carnitine et d'insuline sont interdépendants ; la baisse de l'un entraîne une augmentation de l'autre et inversement. La L. carnitine est recommandée dans l'activité physique d'endurance. Elle améliore la performance et réduit la fatigue ainsi que l'accumulation des lactates dans le muscle.

La L. carnitine est également dynamisante pour l'activité cérébrale. Elle facilite le transport des acides gras, constituants importants de la substance grise, vers les mitochondries du cerveau où ils sont transformés en énergie et activent les capacités cognitives et intellectuelles d'exécution. À dose conséquente la L. carnitine retarde manifestement le vieillissement du cerveau et les symptômes de sénilité. Elle retarde également la détérioration cognitive chez les sujets atteints d'Alzheimer[1]. La L. carnitine possède d'autre part un effet bénéfique sur l'humeur et l'état dépressif.

L'acide alpha-lipoïque, un antioxydant majeur et universel

Il possède une action similaire à celle de l'insuline. Dynamisant général des centrales d'énergie et protecteur de toutes les cellules. D'un rôle similaire à celui de l'insuline, c'est l'antioxydant le plus puissant de tous. Il protège toutes les cellules, y compris celles du cerveau et du système immunitaire, contre les dommages des radicaux libres, en agissant aussi bien au niveau de membranes qu'à l'intérieur des cellules. C'est un nutriment clé contre le vieillissement général. Il participe activement au « ravalement » permanent des centrales d'énergie altérées par le processus d'oxydation (processus de rouille). L'acide alpha-lipoïque dynamise particulièrement la production d'énergie, grâce à son pouvoir continu de recyclage de tous les antioxydants présents dans la cellule (vitamines C, E... Q10...). Ce recyclage permet de maintenir l'action

1. La L. carnitine a un effet neuroprotecteur sur le système cholinergique, ce qui dynamise la cognition et retarde le vieillissement cérébral.

protectrice des antioxydants et d'augmenter le taux de glutathion, autre antioxydant majeur protecteur de l'immunité.

Il améliore l'utilisation du sucre par la cellule [1] et par les muscles. Ce qui lui confère un rôle majeur dans la production d'énergie, et un rôle protecteur contre le diabète de type II et contre les complications neurodégénératives du diabétique. L'acide alpha-lipoïque protège également le cerveau et les neurones. Ce qui lui confère un rôle dynamisant sur l'activité cérébrale et la mémorisation. Il protège, d'autre part, l'audition.

C'est un puissant agent de détoxification hépatique qui permet de chelater certains métaux toxiques dont le mercure. Hélas, l'organisme contient peu d'acide lipoïque, ce qui justifie la nécessité impérative d'en apporter sous forme de supplément nutritionnel.

L'association « L. carnitine + acide alpha-lipoïque » renforce les centrales d'énergie et active la production d'énergie [2] indispensable à l'activité de toutes les cellules et à la prévention du vieillissement. Ces nutriments sont très bien acceptés par l'organisme sans avoir d'inconvénients ni d'effets indésirables.

L'association « Q10 – L. carnitine – acide alpha-lipoïque »

Elle additionne les effets dynamisants et protecteurs de chaque composant et renforce l'activité de toutes les cellules et les physiologies indispensables à la vie et à une bonne longévité. Ce qui contribue fortement à ralentir le processus du vieillissement et à recouvrer de l'énergie et une certaine jeunesse. Car n'oublions pas que l'un des

1. Privées d'acide alpha-lipoïque, les cellules deviennent moins performantes pour utiliser le sucre et le transformer en énergie.

2. Production d'énergie qui nous fait défaut au cours du vieillissement et qui est responsable de la fatigue et de la baisse du tonus qui apparaissent après la cinquantaine.

principaux mécanismes responsables du vieillissement est d'abord le vieillissement des centrales d'énergie (mitochondries) et la baisse de production d'énergie qui en découle et qui entrave la plupart des fonctions physiologiques qui nous permettent de nous mouvoir, de nous activer, de penser et de nous prémunir contre l'agression microbienne ou tumorale. Cette supplémentation peut être additionnée à d'autres supplémentations vitaminiques, minérales ou hormonales dans le contexte d'un programme anti-âge.

SAGESSE ET MODÉRATION S'IMPOSENT

Une toute récente étude danoise parue dans le magazine *The Lancet* et dont *Le Figaro* du 20 octobre 2004 s'est fait l'écho apporte un bémol à la supplémentation « sauvage » en antioxydants, et nous incite à la prudence. Surtout quand celle-ci est faite à forte dose et en dépit du bon sens (mauvaise association, parfois dangereuse). L'analyse de nombreuses études de supplémentation par des vitamines et des antioxydants – analyse de 14 essais randomisés portant sur un total de 170 000 personnes qui ont pris selon le cas, pendant un à douze ans :

- 15 – 50 mg de bêta-carotène
- 1,5 – 15 mg de vitamine A
- 120 – 2 000 mg de vitamine C
- et 30 – 600 mg de vitamine E

Cette analyse n'a pas confirmé d'effet protecteur contre la survenue de 5 cancers digestifs (œsophage, estomac, colon, pancréas, foie), ni non plus d'augmentation significative du risque de ces cancers. Le débat reste donc ouvert !

Alors qu'une autre étude américaine publiée en 2003 portant sur 864 personnes qui ne fumaient pas et qui ne buvaient pas et qui ont subi une ablation de polypes du colon (petites tumeurs bénignes qui peuvent se transformer en cancer du colon) et qui ont pris pendant quatre ans une supplémentation quotidienne de 25 mg de bêta-carotène contre placebo (substance non médicamenteuse) a montré en revanche une réduction de près de 50 % du risque de réapparition d'un polype. Ce qui n'était pas le cas chez les fumeurs ni ceux qui buvaient plus d'un verre d'alcool par jour.

La sagesse est dans le juste milieu. Il ne s'agit pas de dénigrer aujourd'hui l'effet positif et protecteur des antioxydants (en plus de leur action vitaminique) ni d'avoir peur d'en prendre. Il suffit uniquement d'en prendre à bon escient et à dose nutritionnelle. En évitant certaines associations chez les sujets à risque (surtout fumeurs).

L'étude Suviamax et l'étude chinoise (de Linxian) confirment que la prise de bêta-carotène plus vitamine E plus sélénium à dose nutritionnelle réduit le nombre de cancers de l'estomac et de décès toutes causes confondues.

Les doses supérieures aux doses nutritionnelles nécessitent d'autres études à grande échelle, associant les différents antioxydants.

Dans l'attente, la prudence est de mise surtout quand il s'agit d'associer certains antioxydants à dose élevée. Il faut éviter les abus et surtout ne pas associer le bêta-carotène et la vitamine A ou le bêta-carotène et la vitamine E à doses supérieures à la dose nutritionnelle (cela ne concerne que le bêta-carotène et la vitamine A) ; ceci est encore plus valable chez les fumeurs et les consommateurs d'alcool. Ces deux associations – surtout bêta-carotène plus vitamine A – sont d'après l'analyse danoise néfastes et augmentent le risque de mortalité générale. Alors que la prise unique à doses même plus élevées de ces antioxydants ne présente pas de risque particulier, sauf pour le bêta-carotène dont la prise reste toujours dangereuse chez le fumeur même à faible dose.

Comme le montrent les études ATBC et CARET :

— Étude ATBC portant sur 30 000 fumeurs qui ont pris pendant cinq ans 20 mg par jour de bêta-carotène + 50 mg par jour de vitamine E.

Résultat de l'étude : le risque de mortalité générale est augmenté et le risque de mortalité par cancer du poumon augmenté de 28 %.

— Étude CARET portant sur des ex-fumeurs qui ont pris 30 mg par jour de bêta-carotène + 25 000 unités par jour de vitamine A.

Résultat de l'étude : le risque de cancer du poumon est augmenté de 46 % et le risque de mortalité cardio-vasculaire est augmenté de 26 %.

Le tabac modifie probablement la biologie du bêta-carotène et le rend plutôt pro-oxydant (favorisant l'oxydation).

Les fumeurs et les buveurs d'alcool (plus d'un verre par jour) devraient peut-être (jusqu'à preuve du contraire par d'autres statistiques) s'abstenir de prendre le bêta-carotène et encore plus quand il est associé à de la vitamine A ou de la vitamine E.

Objectif numéro 6

Gérez votre stress

Le mauvais stress est le pire ennemi de votre équilibre psychologique et de votre santé. C'est un facteur incontestable d'usure, de vieillissement prématuré et de maladies. Les enquêtes confirment les unes après les autres l'ampleur des dégâts provoqués par le stress professionnel, qui affecte toutes les professions et tous les échelons socio-professionnels : crise de nerfs, dépression, épuisement physique et psychologique. La demande est devenue trop forte et incessante. L'exigence de performance et de rentabilité, inhumaine et parfois insoutenable, dépasse souvent les capacités psychologiques d'adaptation. Trop c'est trop ! Trop de défis à affronter, de changements rapides, de difficultés, de précarité, d'incertitudes, d'absence de visibilité, de conflits, de remises en question... Et pourtant, il faut s'adapter. Car le stress, c'est la vie !

N'attendez pas que les situations changent et que les événements tournent en votre faveur. N'attendez pas que votre patron, vos supérieurs, vos collègues, votre conjoint, vos enfants ou vos amis changent ou soient plus compréhensifs, plus reconnaissants ou plus bienveillants à votre égard. Vous risquez d'attendre trop longtemps et d'être déçu.

La solution ne peut venir que de vous – non des autres – et de votre capacité à vous adapter à la réalité et à contrôler vos propres émotions.

La solution dépend avant tout :

— de votre façon d'interpréter et de réagir aux événements et aux situations stressantes.

— de votre pouvoir de dépasser l'événement et de maîtriser la réaction immédiate, souvent émotionnelle et négative.

— de votre capacité à vous projeter dans un futur plus positif.

— de votre capacité à vous prémunir contre les situations agressives en usant de filtres qui ne laissent passer dans votre cerveau que les bons messages et les pensées plus positives. C'est la seule façon d'atténuer le poids des événements et des petites choses qui empoisonnent votre vie.

Ceux qui réussissent ne s'arrêtent ni aux premiers obstacles ni aux contretemps. Ils savent dépasser leurs déceptions et leurs échecs. Ils en tirent, au contraire, un message positif qui leur donne la force de continuer et finalement d'atteindre leur but.

En cette période de crise, et de crise de société, faite de doutes, de remises en question et d'angoisse, la qualité du regard que l'on jette sur le vécu quotidien a toute son importance. Le stress provient souvent du décalage qui existe entre la vision que nous avons des choses et la réalité, souvent différente, contraignante et frustrante. Et c'est ce qui arrive tous les jours dans un monde où tout change rapidement et où il faut constamment se réadapter et réajuster sa façon de réagir. Il faut pour cela avoir la volonté et la lucidité de prendre conscience, et sans complaisance, de ses excès, de ses obsessions, de ses blocages, de ses mauvaises habitudes, de ses mauvaises réactions et de ses mauvaises interprétations pour les remplacer par quelque chose de plus constructif et de plus positif.

Savoir en toute circonstance ce qui est vraiment important dans la vie et ce qui ne l'est pas ; ce qui est futile et ce qui ne l'est pas. On s'en fait trop souvent pour des choses qui n'en valent pas la peine et on ne s'en aperçoit que bien après ! Face à n'importe quelle situation, il y a toujours plusieurs interprétations, plusieurs visions des choses, plusieurs solutions et différentes combinaisons, certaines perdantes, d'autres gagnantes. Les stressés utilisent les plus mauvaises. À vous d'apprendre à utiliser le « meilleur logiciel » pour tirer votre épingle du jeu et mieux gérer le stress quotidien, qualitativement et quantitativement.

APPRENEZ À VOUS « ÉCONOMISER »

N'en faites pas trop, jamais au-delà de vos limites psychologiques et de vos forces physiques et biologiques. Et ne faites pas dix mille choses à la fois. C'est cela qui finit par épuiser ! Chaque excès se fait au prix d'une usure, d'une dépense d'énergie et d'adaptation, d'une sécrétion de radicaux libres et d'une sécrétion excessive d'hormones (adrénaline et cortisol) dont on connaît les inconvénients sur la santé. La pression du temps et de la demande est devenue stressante à tous les niveaux professionnels. Parce qu'on veut tout faire et tout contrôler, alors que l'on doit apprendre à déléguer et à se faire seconder pour échapper à cette cadence infernale. Encore faut-il que cela soit possible dans un contexte professionnel exigeant où l'on n'a pas le droit de refuser, de faiblir ou de montrer le moindre signe de surmenage et d'incompétence. On doit paraître fort, performant, invulnérable et imperturbable en toute circonstance, quelle que soit la difficulté. C'est un élitisme difficile à vivre.

Connaître ses limites et ne pas les dépasser

Ne vous comportez pas et ne « roulez pas » comme une Ferrari alors que « vous n'avez qu'un moteur de deux-chevaux ». Vous risquez de « couler une bielle ».

La gestion du temps est essentielle. Apprenez à gérer votre emploi du temps pour ne pas être débordé. N'attendez pas la dernière minute, vous vous exposerez inutilement au stress. Bien que certains ne soient productifs que dans l'urgence et ne puissent fonctionner qu'à coup de décharge d'adrénaline. L'adrénaline est l'hormone de l'urgence, de l'éveil et de la satisfaction mais aussi celle du risque cardio-vasculaire, souvent sous-estimé. La prudence est de mise pour tous ceux qui sont déjà fragilisés et pour tous ceux qui ne veulent pas s'exposer à un accident coronarien ou cérébral, brutal et inattendu. Faites des poses brèves et répétées dans la journée, pour vous relaxer. Apprenez à « lever le pied », à vous donner plus de temps.

LA MÉTHODE DES 4 R

Les agressions psychologiques et émotionnelles, mal vécues au quotidien, sont responsables du mauvais stress et de la sécrétion chronique de cortisol qui fait vieillir prématurément et rend malade. Le cortisol endommage le centre de la régulation hormonale et le centre de la mémoire, déprime l'immunité, réduit la sécrétion de DHEA et détruit le collagène indispensable à la jeunesse de la peau et des articulations. Pour ne pas en arriver là, il faut changer ses mauvaises habitudes et ne pas répéter les mêmes erreurs comportementales qui entretiennent l'état de stress.

Apprenez à :

— Réinterpréter immédiatement les situations qui vous agressent pour éviter de les « encaisser » au premier degré. La première réaction est mauvaise conseillère, émotionnelle et négative, dramatique ou excessive. Elle se traduit souvent par une crise d'angoisse ou de colère.

— Relativiser le sens de l'événement. Pour en atténuer le sens dramatique.

— Prendre du recul et de la hauteur pour « glisser sur l'événement » et « laisser passer ».

— Revenir à l'essentiel et à ce qui est important pour vous.

Réinterpréter

L'interprétation, la perception et la vision que nous avons d'un événement jouent un rôle déterminant dans la qualité de réaction à cet événement. Ce qui est important dans les situations de stress, ce n'est pas ce qui arrive mais plutôt le sens que l'on donne à ce qui arrive. Un sens dramatique et négatif est forcément générateur d'anxiété et de sécrétion de cortisol. Un sens plus neutre, voire positif, est moins anxiogène.

— Ruser avec l'événement stressant pour le neutraliser et user de la dérision.

— Filtrer en permanence les messages négatifs et les mauvaises informations qui arrivent à votre cerveau et déclenchent la réaction anxiogène et la mauvaise réaction biologique.

— Filtrer les mauvaises interprétations, les pensées défaitistes, les schémas cognitifs inhibiteurs (« je n'ai pas de chance », « je n'y arriverai jamais », « il n'y a rien à faire », « c'est toujours à moi que ça arrive », « c'est foutu »...) et les remplacer par de bonnes pensées et des messages plus positifs, des messages de gagneur : « Vas-y », « Go », « C'est bon », « Tu y es », « Tout va très bien », « Ça va aller »... Il faut éviter de réagir immédiatement et se donner le temps de réflexion, ne fût-ce que quelques secondes, pour analyser ce qui se passe, réinterpréter le sens de l'événement et relativiser l'importance et la portée de la situation.

Relativiser

Toute situation de stress a un sens négatif et un sens moins négatif auquel on doit s'accrocher pour relativiser la portée immédiate de l'événement qui nous agresse et pour trouver une porte de sortie. Tout est finalement relatif. Tout a une solution. Tout se remplace, sauf la vie, la perte d'un être cher ou la santé. Tout le reste n'est que vanité et ne devrait mériter ni détresse, ni angoisse, ni rumination. Malheureusement, c'est toujours après qu'on le vérifie et qu'on apprend combien les choses pour lesquelles on s'était angoissé sont dérisoires. On en arrive même à oublier ce qui nous a fait mal et mis parfois dans des états dramatiques. Alors que nous pensions que rien ne nous ferait oublier certains échecs et certaines déceptions.

Un échec doit s'inscrire dans une chaîne d'événements heureux ou moins heureux. C'est la finalité qui est importante. Ayez le réflexe de dire : « ce n'est pas grave », « ce n'est que ceci ou cela » et « il y a une solution ».

Tout empêchement est pour le bien ! Un contrat qui n'est pas signé, un rendez-vous raté... c'est parfois mieux. Mais on ne s'en aperçoit que plus tard ! Les privations frustrantes et les difficultés éprouvantes amènent parfois l'homme à réaliser des exploits, à changer ses habitudes et à trouver finalement des solutions plus heureuses et plus satisfaisantes. Le processus est toujours le même. Les difficultés et les crises provoquent d'abord la colère et l'indignation puis la réflexion et le changement bienfaiteur. Ce n'est qu'après qu'on se rend compte. Après les difficultés matérielles et relationnelles, on apprend la vraie valeur des choses.

Prendre du recul

La précipitation est mauvaise conseillère. Lorsque qu'on réagit trop hâtivement, notre réaction est souvent inadaptée, violente, maladroite, inutilement excessive. Les plus emportés sont généralement ceux qui ont un tempérament extraverti, pointilleux, exigeant, et qui n'acceptent aucun compromis. Leur propre réaction est finalement plus stressante que le stress qui en est à l'origine. L'absence de self-control et de modération provoque des remords et une insatisfaction de soi qui est encore plus stressante. Il faut toujours prendre le temps d'analyser ce qui se passe, de peser le pour et le contre, de comprendre le pourquoi et le comment.

Face aux mesquineries, aux méchancetés, aux bassesses, à la médisance et à la mauvaise foi nous devons adopter une stratégie d'autodéfense et de mépris, prendre du recul et donner aux choses et aux événements une valeur relative. Lorsqu'une situation devient conflictuelle ou déplaisante, que le dialogue paraît impossible et que l'enjeu n'est pas essentiel, le combat est inutile , il vaut mieux fuir, se soustraire physiquement en s'en allant, ou psychologiquement en faisant comme si on n'entendait pas. Lorsque vous vous heurtez à un mur d'incompréhension ou à une malhonnêteté flagrante et que les choses ne dépendent pas de vous, mieux vaut passer à autre chose.

Lorsque vos intérêts ou vos droits sont en cause et que l'enjeu est important, battez-vous mais donnez-vous le temps de préparer votre réponse pour mieux réagir à froid. Toutes ces situations exigent certes une réponse, un défoulement et une décharge émotionnelle immédiats. Mais est-il intelligent de le faire en toute circonstance ? N'y a-t-il pas parfois danger à compromettre plus encore sa situation ou sa position ?

Il est aussi des situations dans lesquelles on ne peut prendre du recul : la tristesse, la douleur, le deuil.... Il faut alors laisser libre cours à ses sentiments et ne pas refouler sa peine sous prétexte de dignité. Mais face aux petites choses de la vie, face aux mille et un moments où on se sent incompris, la seule stratégie consiste à se protéger en évitant l'agression de plein fouet. C'est en s'éloignant un peu – affectivement, psychologiquement, géographiquement – que l'on pourra réagir de façon plus mesurée pour se protéger et se faire moins mal.

Revenir à l'essentiel

L'essentiel ? C'est la vie. Lorsque l'on est stressé, on se laisse volontiers aller au désespoir, oubliant que la vie seule est essentielle. Les malades condamnés qui s'accrochent jusqu'à leur dernier souffle nous montrent pourtant l'exemple. Malgré leur souffrance, ils expriment par leur volonté que le stress extrême est bien la mort, à laquelle, du plus profond de son instinct, l'homme ne peut se résigner. Si nous y pensons parfois, lorsque nous voyons tout en noir, que nous baissons les bras devant les difficultés passagères, nous savons que peu de choses valent de se perdre et que vivre est le seul combat que nous devons gagner.

Faites le point avec vous-même et commencez par noter ce qui vous agresse et ce qui vous irrite dans votre vie, votre travail, à la maison ou dans vos relations avec les autres. Notez à chaque fois les réactions que vous avez (irritabilité, colère, angoisse, peur…). Relisez votre carnet de note plus tard. Vous constaterez que vos réactions sont souvent disproportionnées par rapport à l'événement. Vous apprendrez progressivement à travailler sur vous-même et sur vos réactions négatives en appliquant la méthode des 4 R qui vous apprendra à réadapter vos réactions, à filtrer tout ce qui vous agresse et à remplacer vos pensées, vos interprétations et vos schémas négatifs par des schémas et des pensées plus positifs. À fonctionner avec un logiciel plus réaliste.

La technique de biofeedback repose sur le principe de rétroaction biologique, qui nous renvoie sur un écran une information recueillie au niveau de notre corps. Par exemple, l'accélération de notre rythme cardiaque ou de tout autre symptôme réflexe traduisant un état de stress[1], d'anxiété et d'émotion gênante. Information sur laquelle il s'agit de se concentrer et d'agir rétroactivement pour la normaliser et pour obtenir finalement une réduction de l'état de stress, de l'anxiété et de l'émotion.

L'appareil de biofeedback traduit instantanément l'état émotionnel et l'état psychologique. Il en donne simultanément une expression mesurable, audible ou visible sur un écran. C'est une excellente technique de diagnostic et d'apprentissage de la maîtrise du stress. L'information est habituellement recueillie et enregistrée à l'aide d'électrodes, placées au niveau des doigts (pour le rythme cardiaque) ou du front (pour la tension musculaire) et qui sont reliées à un écran qui permet de visualiser l'information recueillie. Les différents paramètres recueillis – dont l'accélération du rythme cardiaque – sont des manifestations réflexes du stress, directement sous contrôle du système nerveux autonome. Le système sympathique accélère et le système parasympathique freine.

Les comportements excessifs, engendrés par une mauvaise perception et interprétation des situations de stress et par une mauvaise gestion des réactions émotionnelles, constituent un handicap social et professionnel.

La consommation excessive de tranquillisants, dont nous sommes les champions européens, ne suffit malheureusement pas à changer la perception que nous avons du

1. Le degré de stress et d'émotion peut être évalué à partir de l'ampleur de certains symptômes déclenchés par le stress dont l'accélération du rythme cardiaque, l'élévation de la tension artérielle, l'augmentation de la tension musculaire, de la transpiration ou l'abaissement de la température de la peau.

monde extérieur et de nous-même. Il n'y a pas encore de pilule miracle du bonheur. Et on ne peut pas dire non plus à tous ceux qui gèrent mal leur stress et leurs émotions présentes ou anciennes et inconscientes enfouies dans leur cerveau de passer par le divan coûteux du psychanalyste pour se débarrasser de leurs mauvaises perceptions du monde, de la société et de leurs réactions excessives. La méthode biofeedback peut incontestablement apporter une aide pratique à tous ceux qui n'arrivent pas à contrôler leurs émotions, qui s'inquiètent et s'énervent souvent pour un rien. C'est une méthode facile à utiliser, en toute circonstance de dépassement émotionnel et nerveux[1].

Il suffit, en toute circonstance de stress, de faire quelques respirations lentes et profondes pour calmer un cœur qui s'emballe et retrouver un certain calme. Le procédé est simple et l'explication logique : le biofeedback nous permet à la fois de prendre conscience du dérèglement de notre physiologie, et de réagir simultanément pour la contrôler et la normaliser ; le dérèglement physiologique étant toujours dû à une situation de stress mal vécue présente ou ancienne et inconsciente mémorisée dans le cerveau de nos émotions. Cette technique met en valeur le rôle du stress sur le psychisme, et les réactions émotionnelles et psychosomatiques qu'il provoque.

Le succès de la méthode dépend de la compréhension que nous avons du mécanisme que nous déclenchons, de notre pouvoir d'abstraction du monde extérieur, et de la qualité de la communication intime que nous établissons avec nous-même, notre respiration et notre rythme cardiaque. Il faut savoir lâcher prise. Une attention trop consciente peut constituer un obstacle à ce processus mental qui intervient sur un mécanisme inconscient et

---

1. La méthode « branchée » peut être secondairement utilisée en cas d'échec par ceux qui préfèrent visualiser sur un écran la matérialisation de leur état de stress et suivre également les progrès de leur apprentissage.

automatique. Les exercices de respiration lente et profonde qu'il faut faire calmement pendant plusieurs minutes – inspiration lente ventrale, expiration lente et profonde, pause brève puis de nouveau inspiration... – en se concentrant sur l'expiration profonde.

L'expiration profonde est l'étape capitale de l'exercice : elle excite le système parasympathique qui freine, au niveau du cœur et du centre des émotions[1] d'où partent et arrivent les fibres du système nerveux autonome, le système sympathique composé du système parasympathique freinateur et du système ortho-sympathique accélérateur du cœur et de l'activité de certains organes. Il s'ensuit une freination des palpitations et du centre des émotions et une neutralisation temporaire du système ortho-sympathique dont l'excitation est souvent génératrice de peur et d'agitation ; ceci procure immédiatement une sensation de calme et de mieux-être.

Le processus est astucieux, d'autant qu'il est plus difficile d'agir rapidement et consciemment par la réflexion et le langage sur le centre des émotions pour obtenir un résultat immédiat. Et plus encore lorsque l'émotion est trop forte voire incontrôlable. La décharge d'adrénaline est trop violente et entraîne une forme d'agitation ou de prostration, de perte totale de contrôle au point de ne plus se souvenir du simple geste qui sauve.

La maîtrise du stress passe forcément par le contrôle des émotions[2], à l'aide de notre pouvoir conscient de relativisation et de notre pouvoir d'agir sur notre rythme cardiaque par des exercices de respiration profonde.

1. Le centre des émotions est représenté principalement par le système limbique situé dans la partie profonde du cerveau. Il correspond au cerveau « primaire » et réflexe par opposition au cerveau intelligent et conscient appelé néocortex qui commande nos pensées et nos actes volontaires.

2. Les émotions peuvent être la conséquence du stress ou la cause (par des émotions mémorisées dans notre cerveau ou des émotions dues à notre caractère).

L'accélération du rythme cardiaque est l'un des indicateurs[1] perceptibles de l'état de stress et de l'émotion qui en résulte : une sorte d'alarme adressée par notre corps et accessible à notre attention. Notre équilibre psychologique et biologique est certainement dépendant de notre équilibre émotionnel[2]. Ceux qui réussissent leur vie professionnelle et émotionnelle sont certainement ceux qui contrôlent le mieux leurs émotions.

Protégez-vous contre les stress

— N'en faites pas trop, au-dessus de vos limites physiologiques, au-dessus de ce que votre corps et votre mental peuvent supporter.

— Gérez mieux votre temps.

— Ne vous comportez pas comme « une Ferrari » alors que vous n'avez qu'un moteur de « deux-chevaux », sachant que même un moteur de « Ferrari » peut chauffer.

— Apprenez à fuir quand ça ne va plus et que la situation ne mérite pas un combat inutile ou perdu d'avance.

— En revanche, battez-vous quand on touche à ce qui vous est le plus cher, pour ne pas être humilié et bafoué.

— Ne subissez pas, dans la mesure du possible, les situations dans lesquelles vous êtes

1. Indicateurs au même titre que d'autres indicateurs comme la tension musculaire, la sudation ou la poussée d'hypertension artérielle.

2. Il ne s'agit pas d'étouffer toutes les émotions mais uniquement celles qui sont excessives, qui nous font perdre le contrôle de nous-même et celles qui empoisonnent notre quotidien.

Il est au contraire plus sain d'exprimer certaines émotions, celles de l'amour et de la joie ou celles au contraire du deuil par exemple.

enfermé, dominé ou écrasé. C'est le pire stress. Trouvez rapidement une porte de sortie.

— Apprenez à dire non et à ne pas dire hâtivement oui ; au besoin, prenez quelques secondes de réflexion avant de vous engager.

— N'attendez pas trop des autres, ni de certaines situations. Vous serez mieux protégé.

— N'attendez surtout pas de reconnaissance.

— Réajustez votre attente et votre vision du monde à la réalité.

— Apprenez à passer à autre chose quand « ça bloque ».

— Apprenez à « glisser » sur les événements et les situations qui vous agressent.

— Apprenez à vous projeter dans un futur plus souriant.

— Ne passez pas votre temps à ruminer le passé et ce qui vous a agressé.

— Apprenez à prendre du recul, à réinterpréter ce qui vous agresse, à relativiser la portée et la signification de l'événement, et à revenir rapidement à l'essentiel et à ce qui est important pour vous.

— Apprenez à user de dérision et à ne pas prendre les choses au sérieux et à la lettre.

— Face à une situation qui vous agresse, ayez le réflexe de vous dire : « est-ce vraiment important ? », « de quoi s'agit-il ? », et « n'y a-t-il pas une solution ? ». On s'aperçoit souvent « après coup » que rien n'est vraiment important et que d'un obstacle et d'un mal il peut sortir un bien.

— Décidez, tranchez et ne laissez pas « pourrir » les situations. Le flou est générateur de stress.

— Apprenez à vous affirmer. Vous aurez plus de respect pour vous-même et de respect de la part des autres.

— Ne réprimez pas vos émotions. Apprenez à les décharger, à dialoguer et à parler avec un proche de ce qui vous fait mal.

— Pratiquez une activité sportive qui vous permette d'évacuer vos émotions et votre tension nerveuse ; au besoin, criez, chantez, et riez. Ça vous fera un bien immense.

— Faites des pauses brèves (5 à 10 minutes) et quotidiennes de décompression et de relaxation, de préférence dans le calme, les yeux fermés. Lâchez-vous !

— En cas de situation stressante ou de forte émotion, faites pendant quelques minutes des respirations « ventrales » lentes et profondes. Vous retrouverez rapidement plus de sérénité et de calme.

Vertus de la sieste brève

La sieste est incontestablement le meilleur moyen de se détendre et de faire une pause, de « débrancher » et de récupérer quelques minutes précieuses de sommeil à condition qu'elle soit brèves (10 à 15 minutes) afin de ne pas enclencher un cycle complet de sommeil (dont la durée est variable de 2 à 3 heures selon les individus) et de ne pas l'interrompre, ce qui provoquerait plus de fatigue au réveil. La sieste est de pratique courante en Orient – mais elle est souvent trop longue pour être pratiquée dans nos pays – et de pratique plus récente aux États-Unis. Elle peut être également remplacée par une pause allongée de détente, les yeux fermés et les globes oculaires révulsés vers le haut (pour faire produire par notre cerveau des ondes alpha de détente), ne serait-ce que quelques minutes.

Objectif numéro 7

Faites du sport d'endurance et sans excès et une gymnastique douce d'entretien physique

La fonte musculaire (sarcopénie) est l'une des conséquences physiques les plus handicapantes du processus du vieillissement. Entre cinquante et soixante-dix ans nous perdons près de 30 % de la masse musculaire et beaucoup plus après soixante-dix ans. Notre force musculaire diminue d'autant. D'où le retentissement fonctionnel sur nos capacités physiques qui diminuent sérieusement. Les muscles du squelette, ceux des cuisses, des jambes, des bras, du dos s'appauvrissent en fibres musculaires, bientôt remplacées par de la graisse. Les muscles s'affaiblissent au point de rendre difficiles et douloureux les déplacements, les activités de la vie courante voire les actes élémentaires : soulever des objets, monter des escaliers ou, plus gravement, se lever du lit et de marcher.

Du fait du processus général de sénescence et du déficit hormonal anabolisant qui lui est associé, mais aussi du fait de l'inactivité physique fréquente après cinquante ans, nos muscles subissent un processus de dégénérescence.

Il détruit initialement les neurones moteurs qui les innervent et les stimulent puis secondairement les fibres musculaires qui ont perdu leur innervation. Cette sarcopénie s'accompagne également d'une perte osseuse, liée au vieillissement. Ce phénomène est fortement accentué par la sédentarité qui pose aujourd'hui un vrai problème de santé publique : les plus de cinquante-cinq ans représentent plus de 30 % de la population (40 % en 2023). Un programme « bien vieillir par le sport et l'alimentation » a été lancé en 2003 par le gouvernement, à destination des plus de cinquante-cinq ans qui représentent plus de 30 % de la population et 40 % en 2023. Après soixante-quinze ans, la dénutrition aggrave la fonte musculaire et la perte d'autonomie. Elle nécessite impérativement un apport quotidien de protéines, de vitamines, d'acides gras et d'autres éléments indispensables. L'activité physique et sportive représente le moyen le plus simple d'éviter de très nombreuses maladies chroniques et de rester longtemps en bonne santé. Associée à une bonne alimentation et à un apport de nutriments essentiels, l'activité sportive permet de gagner facilement dix à vingt ans par rapport à l'âge chronologique.

L'activité physique régulière est capitale pour…

— préserver la masse musculaire et l'autonomie fonctionnelle.

— augmenter la consommation maximale d'oxygène, l'endurance et la capacité d'adaptation cardiaque à l'effort. C'est la diminution de la consommation maximale d'oxygène qui affecte l'adaptation des personnes âgées à l'effort.

— améliorer l'utilisation du sucre par les cellules musculaires. L'activité physique constitue le meilleur moyen de régulariser le métabolisme du sucre, souvent perturbé chez les gourmands et les consommateurs de mauvais sucres.

— stabiliser la sécrétion d'insuline et diminuer l'insulino-résistance, facteur de vieillissement et « d'engraissement ».

— réduire le surpoids et le risque d'obésité (20 millions de personnes ont un surpoids).

— réduire le risque de maladie cardio-vasculaire, favorisé par la sédentarité et l'inactivité physique, et responsable de plus de 165 000 décès annuels dont 50 000 par infarctus.

L'exercice physique, un moyen naturel et efficace pour...

— diminuer les taux de mauvais cholestérol VLDL et LDL, et d'augmenter le chiffre du bon cholestérol HDL.

— réduire les chiffres tensionnels et renforcer l'activité cardiaque.

— réduire le risque de diabète de type 2.

— réduire le risque de cancer : plusieurs études confirment, par un mécanisme encore méconnu, le rôle protecteur de l'activité physique contre le cancer du sein, du colon, de la prostate et du pancréas. L'inactivité physique est au contraire un facteur favorisant.

— réduire les effets du stress et l'état de stress : le cortisol sécrété en excès dans les situations de stress chronique est dévastateur pour les neurones et certaines structures cérébrales comme l'hippocampe (centre de la mémoire et des émotions). L'activité physique s'oppose aux effets du stress et du cortisol. D'où le rôle bénéfique et antidépresseur de l'activité physique. Elle favorise également la sécrétion, dans le cerveau, d'hormones calmantes anti-stress et euphorisantes : les endorphines.

Mais nous parlons là d'une activité physique et sportive dite d'endurance. Pas d'une activité sportive intensive, nocive.

L'ACTIVITÉ SPORTIVE D'ENDURANCE : 40 MINUTES 4 FOIS PAR SEMAINE

Elle permet d'augmenter la consommation maximale d'oxygène et, par conséquent, la capacité cardiaque d'adaptation à l'effort, condition indispensable pour rester longtemps actif et autonome. Ce type d'exercice dit aérobic, est pratiqué, par exemple, sur une bicyclette ergométrique contre une faible résistance ou lors d'une marche rapide à un rythme soutenu mais régulier ou une marche sur tapis roulant sans effort excessif ou par la natation par exemple. Elle doit être prolongée pendant 40 minutes 4 jours par semaine minimum. Toujours d'intensité moyenne.

La fréquence cardiaque ne doit pas dépasser 70 % de la fréquence maximale.

La fréquence maximale est calculée sur la base de « 240 – l'âge ».

Soit, à soixante ans : 240 – 60 = fréquence cardiaque de 180 battements/minute.

70 % de 180 = 125, soit un pouls maximal de 125 pour une personne de soixante ans.

L'entraînement aérobic sur bicyclette ergométrique peut être remplacé par une activité sportive d'endurance : une marche à rythme soutenu, 40 minutes, 4 fois par semaine.

Le bénéfice cardio-vasculaire est certain. Il l'est également pour le surpoids. La densité osseuse de la colonne vertébrale est améliorée. L'activité physique sportive d'endurance est en revanche moins bénéfique sur l'augmentation de la masse musculaire.

L'ACTIVITÉ PHYSIQUE CONTRE RÉSISTANCE : 30 MINUTES 3 FOIS PAR SEMAINE

Elle a des effets bénéfiques sur l'augmentation de la masse musculaire et de la force musculaire. En réponse à ce type d'exercice, il se produit également dans le muscle une augmentation de la sécrétion de l'hormone anabolisante IGF1 qui favorise à son tour la synthèse des protéines et des fibres musculaires. L'activité physique contre résistance n'a par contre aucune action sur l'endurance ni sur l'augmentation de la consommation maximale d'oxygène.

L'idéal est d'associer l'activité physique d'endurance et l'activité musculaire contre résistance, plusieurs fois par semaine. D'après les études anthropologiques, nous possédons dans notre génome un gène correspondant à l'activité physique. La vie sédentaire a fortement diminué l'expression de ce gène. Lorsque ce gène n'est pas sollicité, cela perturbc l'homéostasie de notre organisme et l'équilibre des mécanismes physiologiques. L'inactivité physique constitue un facteur de risque fortement corrélé à l'augmentation du risque de certaines maladies chroniques : diabète de type 2, obésité, maladies cardio-vasculaires, maladies neurodégénératives et de nombreux cas de cancer dont la fréquence a augmenté en France de 25 % ces vingt dernières années. Il suffit de mieux manger et de s'activer régulièrement pour vivre mieux et plus longtemps.

LA GYMNASTIQUE DOUCE

Elle permet d'entretenir la souplesse des muscles et des articulations qui diminue fortement avec l'âge et consiste à pratiquer des exercices répétitifs de flexion-extension et des exercices d'étirement faisant travailler la plupart des muscles. Elle peut être pratiquée brièvement 5 à 10 minutes par jour, le matin avant la douche ou le soir après la journée de travail. Le bénéfice physique et articulaire est certain à long terme. Ce qui est également important est de bouger, de s'activer et de marcher davantage en sachant abandonner voiture et ascenseur et de profiter de la pause déjeuner par exemple pour faire ne fût-ce que 15 minutes de marche. Ça fait un bien fou.

Classification des sports bénéfiques pour le cœur et l'adaptation cardiaque à l'effort du meilleur au plus mauvais

Les meilleurs	— marche à un rythme soutenu — natation douce et soutenue — bicyclette à un rythme soutenu et modéré — ou bicyclette d'appartement avec contrôle du rythme cardiaque — ou rameur à rythme modéré sans essoufflement
Les moins bons	— jogging rapide — marathon rapide — tennis intensif — football ou rugby professionnel — squash (trop violent pour le cœur)

Le golf, le tennis de loisir, le volley, le basket de loisir n'entretiennent pas un effort régulier et soutenu et ne sont donc pas aussi bénéfiques pour le cœur.

Conclusion

Le guide de bonne santé et de longévité

Nombreux sont ceux qui négligent leur santé et sont surpris par des troubles sérieux qui auraient pu être dépistés plus tôt et guéris dans de meilleures conditions. Un grand nombre de cancers et la plupart des pathologies cardio-vasculaires qui représentent les premières causes de mortalité sont aujourd'hui largement accessibles au dépistage précoce et à la prévention[1].

On ne peut sérieusement entreprendre un programme anti-âge de longévité si on n'a pas, au préalable, fait de sérieux examens de dépistage pour éliminer tout risque de problème de santé qui peut tout compromettre et rendre dérisoire le programme anti-âge.

1. 55 % des cancers sont encore diagnostiqués tardivement après soixante-cinq ans.

SURVEILLER LE RISQUE DE CANCER : PAR DES EXAMENS APPROPRIÉS DE DÉPISTAGE

Le cancer guéri dans 75 % des cas quand il est dépisté précocement.

— **le colon** : par une coloscopie ou au moins une rectosigmoïdoscopie[1] en moyenne tous les cinq ans à partir de quarante-cinq ans, ou plus tôt quand il existe une hérédité importante et proche, ou une notion de polypose familiale. Le cancer du colon est l'un des cancers les plus fréquents.

— **les seins** : par une mammographie tous les deux à trois ans dès quarante-cinq ans, ou plus tôt en cas de risque familial, de contraception orale prolongée, ou de première grossesse tardive. Mammographie également nécessaire au cours du traitement hormonal substitutif ou après.

— **la prostate** : dès cinquante ans. Par un dosage annuel du taux de PSA, un toucher rectal et une échographie prostatique. Le cancer de la prostate est le cancer le plus fréquent chez l'homme après soixante ans. Il n'est pas rare chez l'homme plus jeune.

— **les poumons** : pour les fumeurs. Le risque augmente avec le nombre d'années de tabagisme. La radio pulmonaire ne suffit pas pour un diagnostic précoce. Un scanner des poumons est souhaitable.

— **le larynx** : pour les fumeurs. Par une fibroscopie laryngée.

— **le col de l'utérus** : par un frottis vaginal annuel voire une colposcopie en cas de doute.

— **les ovaires** : par une échographie des ovaires.

— **les testicules** : par une échographie des testicules. Ce cancer n'est pas rare chez l'adulte jeune.

1. Le cancer du colon est souvent dû à un vrai polype (tumeur bénigne) souvent situé dans la partie basse du colon (la partie rectosigmoidienne) qui se transforme au bout de nombreuses années en cancer. D'où la nécessité de dépister précocement le polype avant qu'il ne se transforme et de le faire enlever.

— **la peau et les grains de beauté** : l'exposition solaire et les UV sont fortement déconseillés.

— **le foie** : par échographie et analyse de sang pour les porteurs d'hépatite chronique B ou C, ou les gros buveurs d'alcool.

— **l'estomac** : par une fibroscopie gastrique. En cas d'hérédité familiale ou de symptôme persistant.

— **la thyroïde** : par une échographie thyroïdienne et une ponction en cas de nodule suspect.

— **le sang et la moelle osseuse** : par des examens de sang réguliers.

— **les autres organes** : selon l'hérédité et les risques personnels. Grâce à des investigations systématiques pratiquées dans le cadre d'un bilan général de santé : un bilan biologique de marqueurs, qui consiste à rechercher dans le sang certains marqueurs tumoraux spécifiques de tel ou tel organe, peut également apporter des informations utiles à un dépistage précoce de certains cancers.

SURVEILLER LE RISQUE CARDIO-VASCULAIRE ET CÉRÉBRO-VASCULAIRE

En dépistant les facteurs qui favorisent le risque cardio-vasculaire :

— **la tension artérielle** : pour dépister et traiter l'hypertension artérielle et prévenir le risque d'accident vasculaire cérébral par hémorragie. Un hypertendu sur deux ne sait pas qu'il l'est.

— **le taux de cholestérol et le taux de triglycérides** : pour prévenir le dépôt de cholestérol sur les artères dont celles du cœur, dépôt à l'origine de l'infarctus du myocarde. Surveiller le taux de cholestérol total mais aussi celui du bon cholestérol HDL, protecteur, et du mauvais cholestérol LDL, qui encrasse les artères.

— **l'état de souplesse des artères carotides** : elles irriguent le cerveau. Par un écho Doppler des carotides et par la mesure de l'indice IMT pour dépister l'artériosclérose et l'existence de plaques de cholestérol sur les artères, au contact desquelles un caillot de sang pourrait se former, migrer dans le cerveau et provoquer un accident vasculaire cérébral.

— **l'état des coronaires** (artères du cœur) : par un électrocardiogramme d'effort. Notamment avec deux facteurs de risque et plus, ou un seul mais important : tabagisme, stress permanent, taux élevé de cholestérol, diabète, obésité.

— **les troubles du rythme cardiaque** : sont un facteur de risque d'accident vasculaire cérébral par embolie.

— **le risque de diabète** : celui de la maturité qui s'installe souvent après quarante-cinq ans et plus encore en cas d'obésité ou de notion de diabète dans la famille. Par le dosage du taux de sucre à jeun et le dosage de l'hémoglobine glyquée qui dépiste le déséquilibre glycémique et la mauvaise tolérance du sucre.

— **le risque d'obésité et de surcharge graisseuse** : facteur de risque cardio-vasculaire et de diabète de la maturité. Par l'évaluation de l'indice IMC. Et par la mesure régulière du tour de taille chez l'homme et du tour de hanches chez la femme.

SURVEILLER LE RISQUE D'OSTÉOPOROSE

— **l'ostéoporose** : par une densitométrie osseuse. Un risque fréquent chez les femmes ménopausées.

ÉVALUER LA QUALITÉ DES DÉFENSES BIOLOGIQUES

— évaluation biologique de l'oxydation et du statut antioxydant.

— évaluation du niveau hormonal (DHEA et testostérone) et du déficit hormonal.

SAUVEGARDER LE CAPITAL DE JEUNESSE

— meilleure hygiène de vie : manger moins et mieux et réduire son votre poids.

— prise régulière d'antioxydants à dose nutritionnelle (et sans bêta-carotène chez le fumeur).

— prise d'acides gras essentiels oméga 3 et oméga 6 de façon équilibrée.

— pas d'exposition abusive au soleil.

— pas de tabac ni d'alcool en excès.

— pratique du sport d'endurance et gymnastique douce d'entretien.

— meilleure gestion du stress et des émotions.

FAVORISER UNE DIÉTÉTIQUE DE LA LONGÉVITÉ

— Consommer de bons sucres non raffinés et de bonnes protéines maigres

— Consommer quotidiennement légumes et fruits peu sucrés

— Privilégier les graisses végétales et les poissons gras

— Éviter les graisses animales (riches en cholestérol et mauvaises pour la santé).

— Se méfier des graisses cachées (produits industriels, biscuiteries...).

— Éviter fritures et cuisson au beurre.

— Consommer du vin rouge mais sans abus (1 à 2 verres par jour).

Diététique anti-cancer

La malnutrition joue un rôle important dans le développement du cancer du colon et de l'estomac. 30 % des cancers sont dus à la malnutrition ; 1 cancer sur 10 serait favorisé dans la population occidentale par une faible consommation de végétaux.

— éviter les graisses cuites (surtout animales).

— éviter l'excès de viandes rouges, à remplacer par le poisson.

— éviter les produits de salaison.

— éviter certains colorants.

— consommer quotidiennement fruits et légumes diversifiés (400 à 800 g).

— consommer des céréales complètes.

— consommer du petit lait (synthèse du glutathion).

AVOIR UNE DYNAMIQUE PSYCHOLOGIQUE ANTI-VIEILLISSEMENT

Certaines façons d'être, de penser, de réagir et de se comporter, comme certaines façons de s'alimenter, n'induisent pas une dynamique de vie et de longévité. Il faut les combattre, comme il faut combattre les mauvaises habitudes alimentaires. La vie est un processus permanent de sollicitations et de réponses, qui nous stimulent à tous les niveaux et nous maintiennent en état d'éveil et de bon fonctionnement cognitif et organique. La stimulation psychologique et émotionnelle est le « point de départ de la vie », un aiguillon indispensable à la stimulation physique et biologique.

La performance physique est fortement tributaire de l'état psychologique de l'individu ; et la réponse hormonale nécessaire à l'adaptation et à la vie, elle-même conditionnée par la qualité de la stimulation psycho-émotionnelle. Sans stimulation ni sollicitation, la vie ne serait qu'ennui, immobilisme, déchéance physique progressive et mort prématurée.

Mis à la retraite précocement, sans stimulation ni motivation de rechange, un homme jusque-là actif dépérit souvent rapidement, tombe malade et s'éteint comme un feu de cheminée qui n'est plus alimenté. L'absence de motivation est aussi nocive que l'excès de stimulation. Le « farniente » n'est pas toujours synonyme de vie de rêve et d'espérance de vie longue et tranquille. Nous avons besoin de motivations, de projets, et d'action pour nous maintenir dans une dynamique de vie et de longévité. Il faut se garder de se retirer totalement d'une vie active pour se reposer d'un mode de vie physiquement ou psychologiquement épuisant.

Un muscle, un organe ou une fonction vitale, non activés et stimulés, s'atrophient, deviennent moins actifs et moins performants. Nous pouvons décider de ralentir et de remplacer un mode de vie anormalement fatigant et stressant, mais non de tout arrêter.

L'erreur serait de se soustraire totalement, de s'isoler, de se couper de l'information et de ce qui se passe au quotidien. C'est une tendance comportementale qu'on observe souvent avec l'âge, favorisée par la baisse de l'énergie physique et psychologique, la perte du plaisir et la chute concomitante du niveau des hormones nécessaires à l'éveil psychique et émotionnel.

La prévention du vieillissement physique et biologique nécessite forcément une bonne prévention de vieillissement psychologique et émotionnel qui exige également un amour de la vie et la joie de vivre chaque instant ; mais également un mental jeune et un comportement d'action. Les personnes âgées ont besoin d'être stimulées psychologiquement et physiquement : jeux de stimulation mentale, exercices physiques adaptés... et non pas d'être abandonnées à elles-mêmes et à une vie végétative, sans stimulation ni soutien affectif.

Il faut se garder de penser constamment à son âge : cela peut devenir un frein qui empêche de se projeter dans le futur. D'aucuns passent leur temps à compter les années écoulées. Ce type de comportement et de mode de penser ne favorise pas une dynamique d'action et de longévité.

D'autant plus que ce qui importe n'est pas l'âge théorique mais l'âge de notre mental et de nos artères. Il faut au contraire faire abstraction de son âge et continuer de penser et d'agir. Faire des projets, avoir des motivations qui donnent un sens à la vie et créent une dynamique d'action. L'absence de projets et d'action c'est déjà l'absence de vie !

Le fait de remplir davantage son temps, de faire de préférence des choses qu'on aime, nous donne le sentiment de vivre plus. L'erreur est d'attendre que le temps passe, de devenir une « victime » passive du temps alors qu'il faut être un acteur passionné de son temps.

L'image que nous renvoie le miroir est également importante pour nous stimuler. Une image positive, au niveau de notre cerveau et du centre de nos émotions, déclenche de bonnes sécrétions hormonales : des hormones de la satisfaction (endorphines) et non des hormones de la frustration (cortisol). C'est pour cela qu'il faut soigner son image – c'est bon pour le moral – et ne pas se laisser aller. Faire l'effort de se faire beau et toujours jeune sans tomber évidemment dans le ridicule et l'effet de mode. Le recours à certaines corrections esthétiques peut être parfois nécessaire pour corriger certaines disgrâces. Encore faut-il ne pas tomber dans l'excès et le ridicule.

PROTÉGEZ-VOUS PSYCHOLOGIQUEMENT CONTRE LE TEMPS QUI PASSE

— Vivez pleinement le temps présent et apprenez à l'apprécier.

— Chaque minute compte, et encore plus quand on avance en âge.

— Tournez-vous vers le futur et ne vivez pas dans le passé.

— Ne soyez pas obsédé par votre âge. L'âge de vos artères et de votre mental est bien plus important que votre date de naissance.

— Fixez-vous constamment des projets et des objectifs. Vous donnerez plus de sens et d'intérêt à votre vie.

— Motivez-vous. Bougez. Faites des choses.

— Ne vous isolez pas et ne restez pas en marge de votre entourage et de la société.

— Gardez un look jeune. L'image de votre miroir est importante pour votre moral !

POUR UN BONUS DE VIE ET DE BONNE SANTÉ

Proclamer le droit de rester longtemps jeune, actif et performant n'est pas une forme d'ostracisme et d'exclusion des « vieux » ; ni une défense d'un « jeunisme » idiot et cosmétique que combat Régis Debray dans un pamphlet contre les nouvelles valeurs que nos sociétés modernes privilégient – l'image, le corps et la performance.

J'ai, au contraire, de par ma culture et mon attachement à certaines valeurs, un profond respect pour les « vieux » : ceux que nous aimons tous, de bons vieux qui demeurent pour nous la référence et la mémoire de notre histoire. C'est pour cela que mon « combat » pour la prévention du mauvais vieillissement qui nous précipite dans la décrépitude et l'exclusion ne peut être que salutaire pour réhabiliter le bon vieillissement et nous épargner de devenir, demain, gâteux et marginalisés.

On peut aujourd'hui légitimement espérer vivre plus longtemps, en meilleur état physique et intellectuel et faire reculer la menace que nous appréhendons tous : celle d'être mis prématurément sur la touche et rejeté à l'écart de la société. Et on peut également échapper à ces sales maladies qui nous font peur, qui risquent de nous surprendre précocement et de changer le cours de notre vie. Cet espoir n'est pas utopique. Il se fonde sur la possibilité réelle que nous avons aujourd'hui d'agir sur les facteurs responsables de la dégradation générale, et celle de la contrôler et de la freiner pour éviter l'irréparable.

Cela dépend en grande partie de nous et de notre choix :

— celui de vivre sans contrainte, de nous laisser aller et de brûler les chandelles par les deux bouts mais « d'en payer un jour les frais ».

— ou bien de vivre en homme responsable de sa santé, et en bonne intelligence avec des règles simples de sagesse et de bonne hygiène de vie.

Et cela implique aussi de la discipline et de la volonté pour changer nos mauvaises habitudes et combattre au quotidien nos erreurs, nos excès, la tendance à la facilité, nos mauvais comportements et tout ce qui nous empoisonne et nous détruit lentement mais sérieusement.

On ne peut évidemment pas avoir le beurre et l'argent du beurre. S'autodétruire par des abus divers sans aucune retenue et vouloir en même temps rester jeune en forme et en bonne santé. Personne n'a encore inventé la recette !

Il vaut mieux faire le bon choix, celui de la responsabilité, de la sagesse et de l'espérance de vie ; de préférence pas trop tard, avant que les dégâts ne soient irréversibles. Cela n'exclut nullement le plaisir et la jouissance de la vie. On ne devient finalement que ce que nous sommes au quotidien ; le résultat en fait de ce que nous mettons dans nos assiettes et dans le « logiciel » avec lequel nous fonctionnons.

Nos sages nous rappellent que « si je ne suis pas pour moi, personne ne le sera ». Il revient à tout un chacun de décider pour lui-même et d'opter de préférence pour la voie du mieux-être et du bien-vieillir. L'enjeu n'en vaut-il pas la chandelle ? Vivre cent ans sans avoir à le regretter !

ANNEXES

Menu type de pleine santé et de longévité

MENU PROPOSÉ PAR LE DR BENSABAT

Petit déjeuner

- café, thé ou infusion
- pain : 2 tranches de pain de mie complet ou 1/6 de baguette 5 céréales
  + une noix de beurre ou de margarine ou 2 noix de beurre ou de margarine allégés
  ou 1 petit bol de flocons d'avoine à cuisson lente (avec un peu de lait écrémé)
- 50 g de jambon maigre ou de blanc de dinde ou de poulet
  ou 50 g de fromage de blanc à 0 %
  ou 1 yaourt maigre
  ou 1 verre de lait écrémé
  ou 1 omelette blanche faite avec 2 blancs d'œufs
- 1 fruit peu sucré : 1 petite orange ou 2 mandarines ou 1 petite pomme ou 1 pêche...
  ou 2 kiwis
  ou 1 petit verre de jus de fruit fraîchement pressé (orange, pamplemousse ou pomme)

Déjeuner

- ***entrée*** : **1 assiette de crudités** (sauf maïs, betteraves, carottes râpées ou en petite quantité)
  assaisonnement : citron + moutarde + 1 cuillère à café d'huile d'olive ou de colza

- ***plat principal*** : **1 assiette de légumes verts variés** (cuits à la vapeur)
  ratatouille, chou, chou-fleur, épinards, céleri, champignons...

  + **1 féculent ou légumes secs** :
  - **de préférence 4 cuillères à soupe de lentilles** ou de haricots blancs ou de blé complet ou de riz complet
    - ou 4 cuillères à soupe de petits pois frais ou de pâtes complètes
    - ou 2 petites pommes de terre avec peau cuites à l'eau
      À éviter en cas de réduction de poids

  + 1 à 2 cuillères à café d'huile d'olive ou de colza

  + 150 g de poisson de préférence à la vapeur
  ou **120 g de blanc de poulet, de dinde ou de viande blanche**
  (la viande rouge est plus grasse. À consommer avec modération)
  ou 1 omelette blanche faite avec 8 blancs d'œufs
  ou 250 g de fromage blanc à 0 %

  + **pain** : **1 à 2 tranches de pain de mie complet** ou 1/6 de baguette 5 céréales
  (si vous ne mangez pas de pain vous pouvez augmenter modérément la quantité de féculents ou de légumes secs)

- ***dessert*** : **1 fruit** · 1 petite orange ou 2 mandarines ou 1 petite pomme ou 1 pêche...
  ou 2 kiwis ou 3 abricots ou 1 nectarine...
  ou 1 tasse de fraises coupées

Dîner
Comme le déjeuner ou :

- un soupe de légumes verts (sans pomme de terre)
- 1 assiette creuse de légumes secs (lentilles de préférence ou haricots blancs)
  ou riz complet ou blé complet ou pâtes complètes
- 1 cuillère à café d'huile d'olive ou de colza
- 1 tasse de fraises coupées ou 1/2 pomme

Pas de pain

Deux collations
Entre le déjeuner et le dîner et entre le dîner et le coucher (quand le dîner est pris tôt dans la soirée) ou en cas de creux

- ***chaque collation*** :
  1 verre de lait écrémé ou 1 yaourt nature ou 50 g de fromage blanc à 0 %
  + 1 petit fruit (tasse de fraises coupées, par exemple)

ou 50 g de jambon maigre + 1 petit fruit + 1/4 d'avocat

ou 1 tranche de pain complet + 1 noisette de beurre allégé + 2 tranches de dinde

ou 1 tranche de pain complet + 1 cuillère de tarama + un peu de crudités

ou 1 œuf dur + 2 biscottes + quelques cacahuètes ou noix de pécan

> Réduire les portions si vous êtes sédentaire,
> si vous êtes une femme et si vous avez un surpoids.
>
> *
>
> Les laitages sont à réduire ou à éviter chez les femmes qui ont un surpoids ou de la cellulite ou en phase de réduction du poids.

Menu de réduction du poids

- **réduire les quantités du menu type précédent**
- Réduire principalement les portions de matière grasse et d'hydrates de carbone (fruits, féculents et légumes secs).
- Conserver les crudités et les légumes verts
- Dans la première phase d'amaigrissement, éviter le pain et ne consommer que des fruits rouges (fraises, framboises).
- Conserver par contre les portions de protéines (poisson, blanc de dinde et de poulet).

Remplacer pendant plusieurs jours 1 repas (le dîner, par exemple) par :

- ***une soupe de chou*** (réductrice du poids, de la graisse et de la cellulite) :
  un chou vert + poivrons vert et rouge + céleri + oignons + 1 à 2 tomates + persil
- ***une petite assiette de légumes secs*** (lentilles de préférence) ou de riz complet ou de blé complet
- ***une cuillère à café d'huile d'olive ou de colza***
- éventuellement ***une petite tasse de fraises*** coupées

Exercices de relaxation pour maîtriser émotions et mauvaises réactions au stress

À pratiquer dans chaque situation de stress en fin de matinée et de journée pour évacuer la tension émotionnelle accumulée due aux différentes situations de stress.

Exercices de respiration

Inspirations et expirations à faire par le nez, bouche fermée.

En position assise.

- Asseyez-vous confortablement
- Redressez votre dos et votre tête
- Détendez-vous tout en laissant tomber vos épaules et vos bras le long du corps
- Relâchez tous vos muscles
- Fermez les yeux
- Puis inspirez par le nez en gonflant votre ventre pendant 5 secondes
- Bloquez votre inspiration
- Puis expirez lentement et profondément en rentrant au maximum votre ventre et votre diaphragme pendant 10 secondes

- Bloquez votre expiration pendant 3 secondes puis de nouveau inspirez

Recommencez plusieurs fois l'exercice (durant quelques minutes) jusqu'à ce que vous vous sentiez bien détendu.

En position couchée

- Allongez-vous sur le dos
- Relâchez-vous : relâchez vos bras le long du corps, les paumes des mains ouvertes vers le plafond
- Fléchissez une jambe ou les deux
- Puis respirez de la même façon que précédemment : inspirez, bloquez, puis expirez lentement, bloquez à nouveau votre expiration puis inspirez... à renouveler pendant quelques minutes.

Exercices de relaxation

Exercices de bâillement

Pour desserrer vos mâchoires et détendre les muscles de la face.

En situation de stress, les mâchoires sont souvent serrées et tendues. La contraction des muscles de la face entraîne à son tour la contraction des muscles du cou et du dos ; ce qui entretient le stress et provoque des contractions dorsales.

- Asseyez-vous confortablement, dos et tête droits
- Puis ouvrez grandement la bouche
- Le bâillement se déclenche alors de façon réflexe
- Laissez-vous bâiller plusieurs fois

Relaxation

Exercices de contraction-décontraction de chaque groupe musculaire

- Exercices à faire en milieu calme
- En position allongée, jambes écartées, les bras le long et écartés du corps, les paumes dirigées vers le haut et regard vers le plafond

- Exercices portant sur un groupe musculaire puis sur un autre
- Une série d'exercices des bras portant sur les fléchisseurs et sur les extenseurs, puis de même pour les jambes puis le tronc puis la face. Vous accorderez également une place importante à la relaxation des yeux pendant l'exercice
- chaque exercice comporte plusieurs mouvements de contraction volontaire, devant aboutir à un niveau élevé de tension musculaire jusqu'au seuil de raideur puis de décontraction
- Une fois la tension musculaire ressentie fortement au niveau des muscles concernés, relâchez lentement les mêmes muscles pour obtenir une relaxation complète

L'exercice de tension-relaxation doit être répété plusieurs fois avec des pauses de quelques minutes pour prendre bien conscience du passage de la tension à la relaxation. Il devra durer jusqu'à ce que l'on ressente l'absence de toute tension.

Exercices de training autogène

C'est une méthode qui consiste à obtenir progressivement une décontraction des muscles et un état de déconnexion à partir d'autosuggestion à la relaxation et de représentation mentale :

- Mon bras droit est lourd, lourd…
- Mon bras gauche est lourd…
- Mon bras gauche est chaud, chaud…
- Mon bras gauche est chaud…
- Ma jambe est…

Cette représentation mentale de lourdeur et de chaleur ne doit pas être active mais plutôt passive.

Il s'agit d'un processus mental de concentration sur une image qui représente la lourdeur ou la chaleur plutôt qu'une concentration sur l'acte même.

Par exemple, la lourdeur de bras sera imaginée à travers une lourde barre de fer.

Les exercices se pratiquent dans le calme et la demi-obscurité

- En position couchée sur le dos, tête légèrement soulevée et bras écartés
- En position assise (la position idéale), dans un fauteuil confortable, jambes légèrement écartées, les avant-bras sur les accoudoirs, les mains tombantes.

Cette méthode inclut des exercices de concentration mentale et de répétition lente de petites phrases telle que « mon cœur bat calmement et lentement ». On se concentre sur son cœur en pensant alors à une pendule.

La sensation de lourdeur et de chaleur ne sera perçue qu'au bout de nombreux jours d'exercice.

Exercices de sophrologie

La méthode induit dans un premier temps une détente musculaire obtenue par la suggestion de détente et des exercices de respiration ventrale lente et profonde.

Puis une phase mentale de déconnexion en fixant son attention sur un point fixe imaginaire au-dessus de votre tête qui permet la déconnexion.

Viendra ensuite une phase où vous penserez à une image relaxante : la mer, un paysage ou toute autre image agréable et apaisante.

Auto-massages de relaxation

Massez-vous la nuque

- En position assise, sur le bord d'une chaise, le dos et la tête droits et les yeux fermés.
- Massez-vous vous-même les muscles du cou, situés de chaque côté de la colonne, en partant progressivement de la base du cou vers les oreilles.
- Exercez des pressions et des petits mouvements circulaires avec les extrémités de vos doigts (main gauche du côté gauche et main droite du côté droit).

- Répétez ces petits massages jusqu'à ce que vous ressentiez une détente musculaire au niveau du cou.

Massez-vous la base du cou (siège de toutes les tensions)

- Dans la même position assise.
- Massez la base droite du cou avec la main gauche et la base gauche avec la main droite. Le massage se pratique avec les extrémités des doigts du milieu de chaque main.
- Le massage consiste à exercer de petites pressions et à pétrir les muscles qui vont de la base du cou vers chaque épaule.
- Accompagnez le massage de mouvements respiratoires lents et profonds.

Massez-vous les mains

- Une main puis l'autre : le massage de la main droite avec la main gauche et celui de la main gauche avec la droite.
- Étirez d'abord chaque doigt en partant de la base du doigt vers l'extrémité.
- Puis massez le centre de la paume avec le pouce – les autres doigts étant placés sur le dos de la main qui est massée – en faisant un mouvement de massage circulaire.

Massez-vous les pieds

- En position assise, pied droit posé sur le genou gauche et inversement.
- Étirez chaque orteil.
- Massez la base des orteils et le centre de la plante des pieds toujours par de petits massages rotatoires pratiqués avec le pouce.

AVEZ-VOUS UN COMPORTEMENT QUI VOUS PROTÈGE CONTRE LE STRESS ?

Test du docteur Bensabat

Répondre par : – **T**oujours ;
– **S**ouvent ;
– **P**arfois ;
– **J**amais ;

en cochant dans la colonne le nombre de points correspondant à la réponse.

QUESTIONS	T	S	P	J
1 – Avez-vous tendance à ruminer les problèmes qui vous tracassent ?	4	3	2	1
2 – Avez-vous tendance à râler quand vous n'obtenez pas les choses au moment où vous voulez et comme vous voulez ?	4	3	2	1
3 – Avez-vous du mal à garder votre sang-froid ?	4	3	2	1
4 – Êtes-vous généralement content de ce que vous avez et de ce que vous obtenez ?	1	2	3	4
5 – Avez-vous tendance à vouloir toujours plus ?	4	3	2	1
6 – Avez-vous tendance à avoir une mauvaise opinion de vous et à vous considérer comme un « bon à rien » ou à culpabiliser ?	4	3	2	1
7 – Êtes-vous de ceux qui ne perdent pas de vue l'essentiel des choses ?	1	2	3	4
8 – Dites-vous souvent des cnoses et des événements « ce n'est pas ceci ou cela » et « ce n'est pas la fin du monde » ?	1	2	3	4
9 – Considérez-vous les échecs comme une catastrophe ?	4	3	2	1
10 – Considérez-vous qu'il y a d'autres sources de satisfaction que l'argent ?	1	2	3	4
11 – Avez-vous du mal à retrouver votre calme après une contrariété, un contretemps ou une déception ?	4	3	2	1
12 – Savez-vous dire non quand il le faut et exprimer le plus souvent ce que vous pensez ?	1	2	3	4
13 – Passez-vous à autre chose quand ça ne vaut plus la peine ?	1	2	3	4
14 – Vous obstinez-vous inutilement quand vous rencontrez un obstacle ?	4	3	2	1
15 – Avez-vous tendance à désespérer et à perdre le contrôle quand vous rencontrez des obstacles ou quand les choses tournent différemment ?	4	3	2	1
16 – Prenez-vous le temps d'écouter et de comprendre avant de réagir spontanément ?	1	2	3	4
17 – Acceptez-vous de revenir sur votre position et de la modifier pour faire évoluer les choses ?	1	2	3	4
18 – Considérez-vous les critiques comme un élément positif du dialogue et non comme une attaque personnelle ?	1	2	3	4
19 – Acceptez-vous avec indulgence que tout le monde puisse se tromper ?	1	2	3	4

QUESTIONS	T	S	P	J
20 – Admettez-vous que vous pouvez ne pas avoir raison ?	1	2	3	4
21 – Gardez-vous rancune ?	4	3	2	1
22 – Êtes-vous prêt à vous excuser quand vous avez tort ?	1	2	3	4
23 – Prenez-vous à la lettre ce qu'on dit de vous ?	4	3	2	1
24 – Êtes-vous « malade » quand vous n'êtes pas le « centre d'intérêt » en société ?	4	3	2	1
25 – Considérez-vous le changement comme une source d'enrichissement et non comme une difficulté ?	1	2	3	4
26 – Appelez-vous un ami ou un parent quand vous avez des difficultés ou des problèmes ?	1	2	3	4
27 – Prenez-vous le temps d'annoncer et d'expliquer à votre entourage ce que vous allez faire ?	1	2	3	4
28 – Savez-vous changer totalement de type d'activité quand vous êtes contrarié ou fatigué par ce que vous faites ?	1	2	3	4
29 – Prenez-vous le temps de réfléchir avant de vous engager ou de promettre quelque chose ?	1	2	3	4
30 – Êtes-vous bien organisé et maître de votre temps ?	1	2	3	4

INTERPRÉTATION

- Totalisez votre nombre de points.
- Plus le nombre de points est élevé, moins votre comportement vous protège contre le stress.

RÉSULTATS

— *Au-dessous de 31 points* : votre comportement vous protège généralement bien contre le stress.

— *De 31 à 60 points* : votre comportement vous protège occasionnellement contre le stress.

— *De 61 à 90 points* : votre comportement vous protège mal contre le stress.

— *De 91 à 120 points* : votre comportement ne vous protège pas contre le stress.

In Le stress c'est la vie, Soly Bensabat, Éditions Fixot, 1989.

Bien-être, des livres qui vous font du bien

Psychologie, santé, sexualité, vie familiale, diététique... : la collection Bien-être apporte des réponses pratiques et positives à chacun.

Santé

R. Aron-Brunetière • La beauté et les progrès de la médecine - n° 7006

Joanna Bawa • Santé et ordinateur : le guide quotidien - n° 7207

Dr Martine Boëdec • L'homéopathie au quotidien - n° 7021

Dr Jacques Boulet • Se soigner par l'homéopathie - n° 7165

Julia Buckroyd • Anorexie et boulimie - n° 7191

Dr Jean-Pierre Cahané et Claire de Narbonne • Nourritures essentielles - n° 7168

Dr Laurent Chevallier, Danielle Verdié-Petibon • Soigner l'arthrose - n° 7885

Chantal Clergeaud • Un ventre plat pour la vie - n° 7136

Bruno Comby • Libérez-vous du tabac ! - n° 7012

Dr Lionel Coudron •
Stress, comment l'apprivoiser - n° 7027
Mieux vivre par le yoga - n° 7115

Dr David Élia •
Comment rester jeune après 40 ans Version femmes - n° 7111
Le bonheur à 50 ans - n° 7184
50 ans au naturel - n° 6828

Pierre Fluchaire •
Bien dormir pour mieux vivre - n° 7005
Plus jamais fatigué ! - n° 7015

Claire Fontaine • Vivre ! - n° 7218

Sylvia Gaussen • Le guide de l'après-accouchement - n° 7673

Nicole Gratton • Les secrets de la vitalité - n° 7634

Dr Pierrick Hordé •
Allergies, le nouveau fléau ? - n° 7248
Le guide des allergies aux pollens - n°7965

Arthur Janov • Le corps se souvient - n° 7257

Chris Jarmey • Le shiatsu - n° 7242

Dr Michel Lecendreux • Le sommeil - n° 7280

Dr Gérard Leleu • Le traité du plaisir - n° 7093

Claudie Lepage • Le nouvel âge d'or de la femme - n° 7274

Antoine Lorcy • Rester jeune - n° 8035

Maurice Mességué • C'est la nature qui a raison - n° 7028

Dr Sylvain Mimoun • Des maux pour le dire - n° 7135

Peter Mole • L'acupuncture - n° 7189

Paule Neyrat • Les vertus des aliments - n° 7265

Lionelle Nugon-Baudon et Évelyne Lhoste • Maisons toxiques - n° 7229

Pierre et Florence Pallardy • La forme naturelle - n° 7007

Jean-Yves Pecollo •
La sophrologie - n° 3314
La sophrologie au quotidien - n° 7101

Vicki Pitman • La phytothérapie - n° 7212

Jocelyne de Rotrou •
La mémoire en pleine forme - n° 7087
La tête en pleine forme - n° 7199

Josette Rousselet-Blanc • La beauté à l'ancienne - n° 7670

Josette et Vincent Rousselet-Blanc • Les remèdes de grands-mères - n° 7272

Dr Hubert Sacksick • Les hormones - n° 7205

Jon Sandifer • L'acupression - n° 7204

Béatrice Sauvageot et Jean Métellus • Vive la dyslexie ! - n° 7073

Debbie Shapiro • L'intelligence du corps - n° 7208

Sidra Shaukat • La beauté au naturel - n° 7222

Rochelle Simmons • Le stress - n° 7190

André Van Lysebeth • J'apprends le yoga - n° 7197

Dr Andrew Weil •
Huit semaines pour retrouver une bonne santé - n° 7193
Le corps médecin - n° 7210
Le guide essentiel de la diététique et de la santé - n° 7269

Bienêtre

8171

Achevé d'imprimer en France (Manchecourt)
par Maury-Eurolivres
le 27 octobre 2006.
Dépôt légal octobre 2006. ISBN 2-290-35144-X

Éditions J'ai lu
87, quai Panhard-et-Levassor, 75013 Paris
Diffusion France et étranger : Flammarion